CURAR
CON LAS MANOS

ARMANDO CARRANZA

CURAR CON LAS MANOS

GUÍA PRÁCTICA

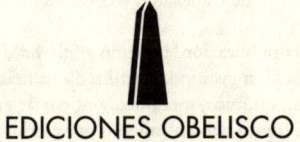

EDICIONES OBELISCO

Si este libro le ha interesado y desea que le mantengamos informado de nuestras publicaciones, envíenos su tarjeta indicándonos qué temas son de su interés (Astrología, Ciencias Ocultas, Naturismo, Espiritualidad, Artes Marciales) y gustosamente le informaremos.
Puede consultar nuestro catálogo en: http://edicionesobelisco.com

Los editores no han comprobado ni la eficacia ni el resultado de las recetas, productos, fórmulas técnicas, ejercicios o similares contenidos en este libro. No asumen, por lo tanto, responsabilidad alguna en cuanto a su utilización ni realizan asesoramiento al respecto.

Colección Obelisco Salud
CURAR CON LAS MANOS
Armando Carranza

1ª edición: septiembre de 2002
6ª edición: marzo de 2003

Portada de *María Dolores Alcalá*
Ilustraciones de *Farrés Sensarrich*

© Armando Carranza, 1992
(Reservados todos los derechos)
© Ediciones Obelisco, S. L., 1992
(Reservados todos los derechos para la presente edición)

Edita: Ediciones Obelisco, S. L.
Pere IV, 78 (Edif. Pedro IV) 4ª planta-5ª puerta
08005 Barcelona - España
Tel. (93) 309 85 25 Fax (93) 309 85 23
Casillo, 540 - 1414 Buenos Aires (Argentina)
Tel. y Fax 541 14 771 43 82
E-mail: obelisco@ediciones obelisco.com

Depósito Legal: B-12.456-2003
ISBN: 84-9777-011-0

Printed in Spain

Impreso en España en los Talleres de Romanyá/Valls S.A.
de Capellades (Barcelona)

Ninguna parte de esta publicación, incluido el diseño de la cubierta puede ser reproducida, almacenada, transmitida o utilizada en manera alguna por ningún medio, ya sea eléctrico, químico, mecánico, óptico, de grabación o electrográfico, sin el previo consentimiento por escrito del editor.

INTRODUCCIÓN

Tenemos que empezar haciendo dos advertencias al lector:

1.ª Esta guía no tiene carácter médico, por lo que se ruega a los enfermos no buscar aquí una solución única para sus afecciones, máxime si aún se encuentran en la fase inicial de conocimiento de la misteriosa fuerza de sanación, cuya existencia ha sido tantas veces reconocida, pero nunca bien conocida en su efectividad inexplicable para penetrar en los cuerpos enfermos y mejorar su estado funcional u orgánico. Por tanto, se les recomienda acudir a su médico en busca del diagnóstico adecuado y seguir el tratamiento que él prescriba hasta que no se compruebe que se ha desarrollado el amplio poder de sanación que ha caracterizado a los maestros de la sanación por imposición de las manos, como Serge Alalouf, a cuya memoria dedicamos estas páginas.

2.ª Pertenece a la mayoría el privilegio de sanar imponiendo las manos. Es el poder paranormal más generalizado que existe. Aunque lo desarrollan más unos que otros y es susceptible de desarrollarse a base de práctica y sensibilización.

«Si alguien posara sus palmas sobre la tierra, cerrara los ojos y concentrara su mente en lo que por sus manos da y por sus manos recibe, encontraría que nadie puede ser más rico que él y que nunca llegaría a tocar piel más noble... hasta que se encontrara con la de un enfermo» nos dijo un misérrimo pontífice de la India, a orillas del Ganges, a la vista de los nueve puentes construidos con motivo del día de la purificación.

De tal realidad proviene el hecho de que la simple imposición de las manos consuele, relaje e induzca al bienestar. Otro sabio hindú señaló que una persona no es un cuerpo dotado con espíritu, sino un espíritu atado a un cuerpo. Pero sus ataduras no son demasiado fuertes. Y de hecho se rompen en cuanto el espíritu no encuentra ya razón positiva para continuar con ese cuerpo, debido a desencantos o imposibilidades que van más allá de los tropiezos propios de una etapa de la vida. «Nadie se enferma contra su voluntad, ni se muere cuando aún no desea irse», concluyó el mismo filósofo desnudo.

1

LA CURACIÓN ESPIRITUAL

Quien por las manos da, por el corazón se enriquece

La sola aplicación de las manos tiene connotaciones de interés, de amor, de compasión, de consuelo. Y es innegable que de manera absolutamente involuntaria e inconsciente, quien aplica sus dedos o sus palmas sobre la parte dolorida de un semejante, o incluso de un animal, empieza a irradiar un poder desconocido que tiene la virtud de reducir, por lo menos, el tormento.

Asimismo, el acto de ponernos la mano sobre la parte que nos duele, es un gesto instintivo que busca llevar la energía del cuerpo a un punto del mismo en que ha bajado de nivel por culpa de una enfermedad o lesión. Sobre este aspecto, tan universal, tenemos que añadir un hecho de la mayor importancia que atañe a toda la esfera de las realidades ocultas.

Por sus obras los conocerás

Y este hecho es que nadie puede aprovechar las fuerzas superiores de que está dotado en su propio beneficio. Esto significa que es muy limitado lo que un sanador puede hacer para devolverse a sí mismo la salud. La antiquísima sentencia que reza, desafiante, *medice cura te ipsum*, «médico cúrate a ti mismo», señala un imposible para todo sanador manual.

Esto explica también que sea perfectamente posible reconocer al charlatán del auténtico sanador. Es obvio que el falsario no puede sino estar movido por intereses de dinero o de notoriedad, por lo que, aún en el caso de que poseyera dotes naturales para la sanación, éstas se le atrofiarán, a veces de manera irrecuperable, si trata de enriquecerse o de beneficiarse de cualquier manera.

La renuncia al dinero es una de las condiciones inexcusables que permiten al enfermo determinar la personalidad y la capacidad de quien afirma ir a trabajar por su salud. Por supuesto, quienes viven dedicados exclusivamente a la práctica de la sanación, necesitarán algo de dinero para subsistir, pero las cantidades que soliciten a cada paciente siempre serán mínimas y no significarán sacrificio alguno ni siquiera para los más pobres.

En las manos de Jesús estaba su mayor poder sanador

Por otra parte, es preciso advertir que la cura por el toque con las yemas de los dedos o la implantación de las palmas de las manos, conlleva un propósito cargado de amor en el sentido más puro de la expresión, por lo que debe entenderse que el intento de sanar por medio de las manos a alguien con quien se pretende intimar, resulta muy difícil debido al principio ya señalado, pues implica un interés muy particular del sanador. Y siempre que exista uno se encontrará con el fracaso.

Aunque el propósito de esta guía no tenga carácter religioso, conviene recordar que Jesucristo señaló que en el amor radicaba toda potencia sobrehumana y que realizó la mayoría de sus milagros de sanación valiéndose de la imposición de las manos.

Representativo de su estilo es el episodio del leproso, que le dijo: «Si quieres, puedes limpiarme», pero Él no se conformó sólo con la posibilidad de desearlo y hacer que su deseo pasara a ser cumplido, sino que eligió precisamente la que más y mejor transmite el poder del amor, así que se acercó al enfermo cubierto de llagas y suciedad y «extendió sus manos y lo tocó» (Mc 1, 40-43).

San Lucas añade que «A la caída del sol, todos cuantos tenían enfermos de diversas dolencias, se los llevaban y, poniendo Él las manos sobre cada uno de ellos, los curaba» (Lc 4, 40).

Y parece que su mayor poder radicaba precisamente en la imposición de las manos, porque empleó también su saliva, pero debió consumar el milagro con la energía de sus palmas o dedos.

San Marcos recuerda que al llegar a Betsaida «le presentan a un ciego y le ruegan que lo toque. Tomando al ciego de la mano lo sacó fuera del pueblo, y habiéndole puesto saliva en los ojos, le impuso las manos y le preguntó: "¿Ves algo?". Él dijo: "Veo a los hombres, pues, los veo como árboles, pero que andan". Después le volvió a poner las manos en los ojos y comenzó a ver perfectamente y quedó curado, de suerte que veía de lejos claramente todas las cosas. Y le envió a su casa diciéndole: "Ni siquiera entres en el pueblo"» (Mc 8, 22).

Por tanto, cabe destacar el hecho de que el remedio aportado por su saliva no dio un resultado tan completo como Él deseaba, pues debió recurrir una vez más al poder de sus manos. Parece, además, que el procedimiento pudo no ser tan simple y directo como lo describe San

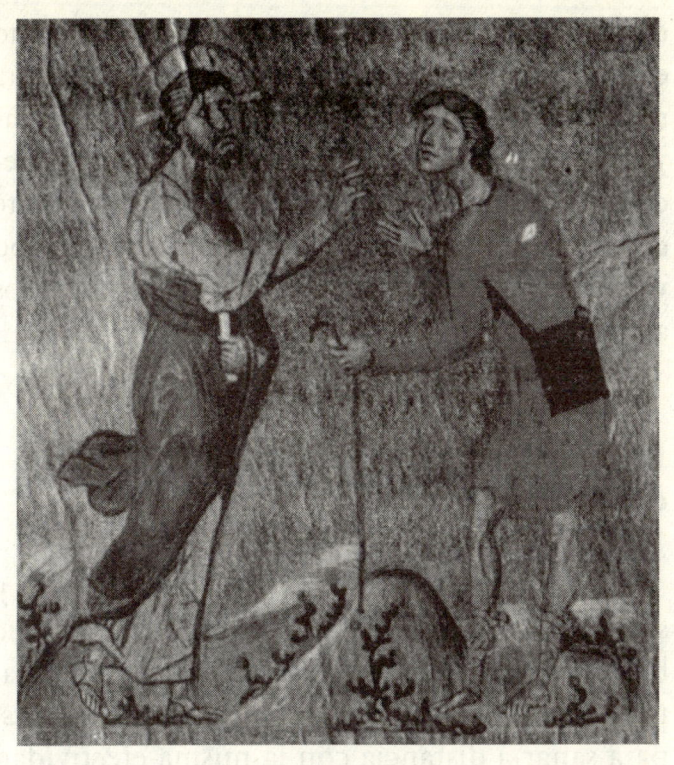

*En las manos de Jesús
estaba su mayor poder sanador*

Marcos, sino que, a juzgar por el testimonio de San Juan, «el Maestro escupió en la tierra, hizo barro con su saliva y puso el barro sobre los ojos del ciego y le dijo: "Véte, lávate en la piscina de Siloé"». La cuestión es si, como dice Juan, el ciego se lavó y volvió ya viendo, pues, aunque Cristo empleó su saliva para diversos milagros, así como el contacto de su manto, la tradición ocultista registra que esencialmente se valió de sus palmas y de los dedos medio y anular de la mano derecha. Asimismo, se enfatiza que jamás puso aceite en su mano, como era habitual en aquel tiempo y como después harían por propia iniciativa los apóstoles.

El manto sagrado estaba impregnado del poder de aquellas manos

Y ya que mencionamos el manto sagrado y su poder, convendrá recordar que la energía que brota de las manos puede ser depositada en tela, papel y muchos otros materiales, y empleada así para sanar a distancia con la misma efectividad que si se hubiera puesto la palma sobre el órgano enfermo. San Pablo fue uno de los primeros en beneficiarse de esta posibilidad para hacer milagros (desde muchos siglos antes era sabido que esta misma posibilidad se empleaba para causar el mal a distancia, como siempre han hecho las brujas por medio del llamado «volt» por ejemplo). Así, en Hechos 19, 11 y 12, se consigna que «Dios obraba por medio de Pablo milagros extraordinarios, de forma que bastaba aplicar a los enfermos los pañuelos o mandiles que había usado y se alejaban de ellos las enfermedades y salían los malos espíritus». Es decir, aquellas telas iban impregnadas del aura poderosa del santo y la energía que retenían era absorbida por los menesterosos de salud, o sea, de equilibrio áurico.

Otra curación a larga distancia

Más recientemente, el famoso sanador francés Serge Alalouf registró en sus memorias el caso de una madre que fue a verle para solicitarle algún remedio para su hijo asmático que, sin embargo, se negaba a ir a visitarle, quizá por falta de confianza en él. Sin dar importancia al hecho, pidió a la madre una fotografía del joven y la sometió a pases magnéticos para cargarla con su fluido. Luego indicó a la mujer: «Coloque esta fotografía debajo de la almohada de su hijo. Mañana por la mañana se sentirá mucho mejor, así quizá lo convenza de que la lleve consigo todo el día en un bolsillo de la chaqueta. Y en un par de semanas tráigamela de nuevo.» Así lo hizo ella y «después de unos meses su hijo ni siquiera recordaba haber padecido asma alguna vez».

La irradiación de las manos proviene del Sol

Hemos de advertir que Jesús curaba a partir de los poderes del Sol, astro que representa al Creador. Más aún, son muy numerosos los hechos que lo relacionan con el gran astro como Centro de Luz y que incluso inducen a creer que su nacimiento estuvo entre los días que abarca el signo zodiacal de Leo, presidido por el Sol, de cuya naturaleza hermética se desprende la autoridad sobrenatural de emperadores y de reyes, la cual incluye el poder de sanar mediante la imposición manual, como hiciera Vespasiano en beneficio de un ciego y de un manco.

2

EL AURA
Y LOS CHAKRAS

El aura, depósito universal de energía para la vida

Tradicionalmente se ha llamado «cuerpo etérico», o «aura etérica» al campo electromagnético, capa, o entramado de haces de fuerza, a la fuerza que se manifiesta con ese resplandor que no va más allá de unos doce milímetros y que mantiene la unión y armonía del organismo, de sus estructuras, funciones e interrelaciones.

Es como una envoltura siguiendo y abarcando los sistemas nervioso y circulatorio, determinando lo que se conoce como vías, conductos, o canales de energía, así como la totalidad del caudal energético del cuerpo físico.

Lo anterior implica que esta envoltura, que es el cuerpo etérico, ofrece un receptáculo a cada órgano. A la vez, circunda a la totalidad del cuerpo físico siguiendo una bien definida simetría que se altera o se pierde en las áreas que son atacadas por la enfermedad.

La enfermedad puede sobrevenir por la escasez de esta energía o por la sobrecarga de ésta en otros órganos. El sanador casi nunca llega a saber cuál de estos inconvenientes es el que está originando el desequilibrio del cuerpo sobre el que aplica sus manos. Sin embargo, el organismo enfermo recibe la energía que el sanador aporta y la dirige, por medio de los canales, hacia los puntos que la reclaman.

Principio general de la curación con las manos

Es innegable que de la capacidad de absorción de energía de los chakras depende la mayor parte de las posibilidades de la sanación por medio de las manos. Esto significa que casi todo depende del poder de sanación o, más bien, de la *vix natura medicatrix* o la facultad natural del enfermo para la autocuración. Sería el caso del náufrago que llega a la playa exhausto, a punto de morir, pero que tiene la suerte de ser hallado por alguien que le proporciona el agua que necesita.

De la capacidad del náufrago para tomar de las manos salvadoras el fluido que necesita depende que vuelva a vérsele en plenitud.

El sanador cuidará mucho de no proporcionar al enfermo muy debilitado una sobreexposición de su energía benéfica, no porque pudiera sobrepasar su resistencia, sino su capacidad para asimilarla, de manera que no sólo se perdería el exceso, sino que podría provocarse una reacción de rechazo que, por lo menos, dificultaría el tratamiento en lo sucesivo.

Entre lo milagroso, lo mágico y lo natural

Por cierto, ya hemos dicho que la mayor parte de la sanación depende del poder de absorción de los chakras, sobre los que se concentra la mayor parte de las acciones del sanador manual, pero, hemos de dejar ahora bien claro que la energía del sanador es el equivalente del agua. Podría considerarse que este líquido carece de mérito debido a su abundancia, pero es un hecho innegable que su valor se agiganta en un momento determinado, cuando se le necesita con urgencia. Si se le encuentra, significará la salvación, pero, si esto no fuera posible, la muerte será inevitable o, por lo menos, la consunción y el dolor.

En lo que ya difiere del agua la energía del sanador, es que tiene más fuerza que la del común de la gente debido a dos factores esenciales:

1.º A que suele poseer una naturaleza más vibrante, debido a causas todavía desconocidas.

2.º A que la frecuencia con que es empleada da lugar a una capacidad de canalización muy superior a la que pudiera lograr el principiante. En otras palabras, también en esto la práctica hace al maestro.

Por lo que respecta a los chakras, hay que decir que están establecidos en siete niveles que, según se ha comprobado, se corresponden con las coordenadas acupunturales y por los cuales puede inducirse al cuerpo enfermo a reanudar la absorción de la energía que requiere para restablecer su equilibrio. La distribución de los chakras es como sigue:

1.º *En la base de la columna vertebral.* A este chakra corresponden las glándulas genitales, testículos u ovarios.

2.º *A la altura del ombligo.* Los pueblos orientales han coincidido al señalar que en esta área se halla concentrado el mayor cúmulo de energía vital. Los japoneses lo llaman *hara* y lo consideran el más potente irradiador de la fuerza que mejor se traduce en realizaciones humanas, como, por ejemplo, las artes marciales.

3.º *Sobre el área del bazo.* Corresponde a las glándulas suprarrenales.

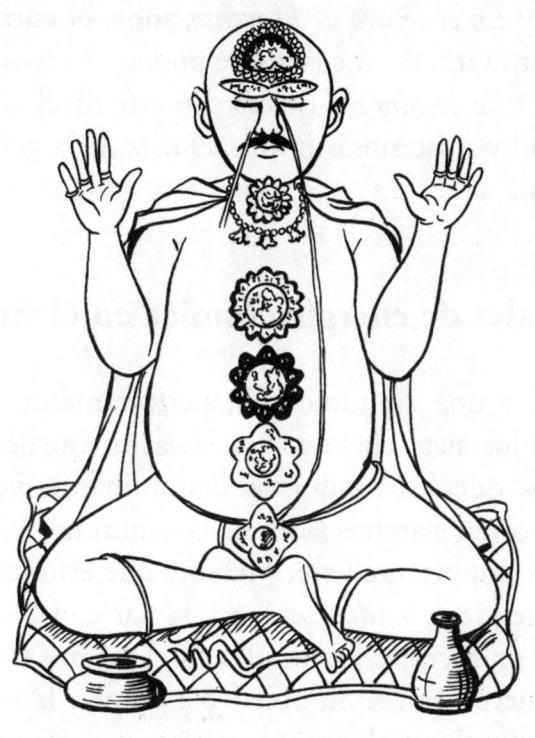

Los siete chakras

4.º *En el nivel del corazón.* Aparte del maravilloso caudal de energía que despliega el músculo cardíaco, se halla la irradiación del timo. Éste es uno de los dos chakras a los que más recurren los sanadores manuales.

5.º *Sobre la garganta.* En su círculo irradia la tiroides.

6.º *En el centro de la frente*, sobre el entrecejo. La pituitaria es su centro de poder.

7.º *En lo alto del cráneo*. En este nivel radican las mil y misteriosas implicaciones de la glándula pineal.

Canales de energía cósmica en el cuerpo

Hay una comunicación perfectamente fluida entre los siete chakras, gracias a los canales nerviosos que los hinduistas denominaron *nadis* y que corren a ambos lados de la columna vertebral.

Es importante tener presente que estos canales de energía, o *nadis*, actúan a la par con las glándulas endocrinas localizadas en el mismo entorno del cuerpo físico. Su objetivo es captar la energía que mantiene al cuerpo etérico y determina la salud del físico, incidiendo a la vez, de manera decisiva, sobre las condiciones mental y espiritual.

Es preciso reconocer que buena parte de este magnetismo mantiene aún su carácter misterioso hasta para los iniciados que más se sirven de él, como ha sucedido siempre en todo Oriente, particularmente en la India, país que ha hecho del misticismo una forma de vida hacia la otra vida.

Durante milenios, esta energía les ha servido esencialmente para escapar a los rigores de una realidad material que, más que insufrible, les parece insustancial. Tan insustancial como pueda resultar un puente en comparación con el país al que da acceso.

El cuerpo es un arca de misterios

En cuanto a Occidente, una cosa es segura: nadie conoce, no ya las implicaciones mistéricas, sino tampoco la mecánica del cuerpo humano. En la era de los trasplantes, sigue ignorándose qué son y cómo funcionan, por ejemplo, las anginas, o el apéndice intestinal.

Menos aún se explican los problemas que plantea la energía áurica cuando se sale de control, como sucede a las mujeres cuando pasan por su ciclo menstrual y son capaces de arruinar, con la potencia de su aura alterada, muchos preparados orgánicos, como serían el de la bebida espiritosa mexicana llamada pulque, o, el del manjar español llamado morcilla, y tantos otros.

Otro caso muy representativo de las alteraciones que genera la energía áurica incontrolada, sería el de los trastornos que ocasiona a la mujer que se halla en los primeros meses de embarazo y que también manifiesta el padre de la criatura en gestación.

Y es que el aura del embrión empieza a formarse tomando su esencia de la energía aportada a la semilla por ambos padres. Y así este tercer aura resultante desquicia la naturaleza de sus originadoras.

El mismo fenómeno se observará en la cocina con el huevo que una mujer empieza a batir y a mitad del proceso entrega a otra para que siga haciéndolo. El resultado será que el batido quedará inútil, porque no resiste la mezcla de más de un aura mientras es revuelta la suya.

Remedio contra los misteriosos malestares del embarazo

Digamos, de paso, a los futuros padres que su problema puede solucionarse si el hombre aplica su palma izquierda sobre el vientre de la futura madre, a la vez que le fija la derecha en lo alto de la cabeza por espacio de cinco minutos diarios antes de dormir, o al levantarse, aún en ayunas. Se recomienda que el vientre sea previamente cubierto con un pañuelo de seda, algodón o lana de color verde mientras dure la imposición de las manos.

En fin, es mucho lo que se desconoce en esta materia. Y, lo que podría parecer peor a algunos:

no importa los milenios que aún le resten en la Tierra a la humanidad, jamás conocerá su cuerpo. Siempre tendrán sus partes y su funcionamiento más de un misterio que oponer a los médicos y a los científicos en general, a menos que hagan como los más antiguos curanderos: concebirlo simplemente como energía y como tal tratarlo... sentirlo.

Más de cinco sentidos muestran la ignorancia sobre el cuerpo

Y sentir fue precisamente el primer mandamiento y la primera facultad de los seres vivos. Pero al ser humano se le dio en proporción cósmica. Percibir es el verdadero nombre del juego de su vida y, sin embargo, también en este aspecto la ignorancia es tan grande que ello explica que también se les haya escapado la energía de las manos, que son, por excelencia los receptáculos para captar y emitir lo que podría denominarse guía y potencia.

Pero aún así, según profetas, iluminados, e iniciados, nadie puede percibirlo todo. Ni siquiera su propio e íntimo todo. Y llevamos milenios creyendo que bastan sólo cinco sentidos para captar la realidad material y no es así.

La existencia «común y cotidiana» exige más de cinco sentidos. Y los tenemos, ciertamente. Los empleamos con soltura, aunque nunca los hayamos «sentido» conscientemente y únicamente los utilicemos de igual manera que nos valemos de la energía que nos fue insuflada. De hecho, hasta el momento se han registrado ya casi veinte sentidos. Y el número sin duda seguirá aumentando conforme avance la humanidad en el conocimiento de sí misma y descubra que posee más manos de las que creía y aún más ojos, en ellas.

Así llegó la fuerza cósmica a las manos del hombre

En este afán de autoconocimiento se han formado dos bandos antagónicos. De los filósofos de la antigüedad a los científicos de hoy, el llamado «bando de los tactilistas» ha mantenido la convicción de que todos los sentidos se reducen a uno, el del tacto.

Fue el primer sentido sobre la Tierra. Lo desarrollaron los organismos más primitivos y de él derivan los demás, por distantes que parezcan de él, como el de la vista y el gusto. Y se concentró, al fin, en las manos humanas.

Sentidos para lo material y lo inmaterial

En el otro bando están los antiguos iniciados y los orientalistas o prearistotélicos cuyos herederos siguen señalando bastante más de medio centenar de sentidos, incluyendo algunos cuya función es la de hacernos percibir y participar dentro del margen de lo sobrenatural. Los estudiosos y defensores de esta línea de pensamiento no hacen distinciones entre lo científico y lo esotérico y hablan incluso de la posibilidad de abrir a la verdadera luz un tercer ojo, e incluso hasta cinco en la frente y en las manos, como casi lograron los videntes de la antigüedad y algunos ciegos capaces de adentrarse en sus posibilidades más profundas.

Ya se admite que existen casi un centenar de sentidos, entre los estrictamente aplicables a percibir lo material. La mayoría de estos sentidos tendrían un canal de percepción relacionado directa o indirectamente con las manos.

En cuanto a lo que se refiere a la realidad inmaterial, hay que atribuirle una dotación tal vez mucho mayor de sentidos, muchos de los cuales pueden ser comprobados en la intimidad del hogar, sin necesidad de procesos extremadamente complejos.

Sentidos que se ocultan detrás de otros sentidos

En síntesis, tacto, vista, oído, gusto y olfato son sólo los sentidos más «notorios», los llamados «sentidos aristotélicos». Pero, otros, al tener semejanzas con los reconocidos, pasan desapercibidos y cumplen sus funciones dejando que el sentido aristotélico que los enmascara «se apodere de todo el mérito».

Por ejemplo, los «mensajes» de dolor van por la médula espinal siguiendo vías muy propias. Pero ahí radican también otros dos sentidos, el de la temperatura y el del tacto. Y cada uno va por canales tan independientes que si alguno fuera cortado o bloqueado por lesiones, no por ello sucedería nada a los otros. Si se perdiera, pongamos por caso, el sentido de la sensibilidad térmica, el sentido del tacto no sufriría por ello ninguna disminución o daño.

Sentidos para percibir la realidad de dos dimensiones

Algunos sentidos escapan incluso al concepto que se tiene de la materialidad y se sitúan «a caballo» entre lo tangible, que es el único campo que la ciencia reconoce para los sentidos, y lo que se considera intangible, lo que indica que fuimos dotados para poder percibir la realidad, de, por lo menos, dos dimensiones. De hecho, cinco sentidos tampoco habrían bastado para percibir la existencia del alma y la presencia constante de lo inmaterial en nuestra vida.

La palestesia podría ser el «sexto sentido»

Pero, para no apartarnos de lo científicamente respaldable, mencionemos ahora a los sentidos ocultos, esos que han «vivido» enmascarados por otros. La palestesia es el sentido de lo vibratorio. Los neurólogos la estudian empleando un diapasón que accionan ante sus pacientes de la misma manera que los usados para afinar instrumentos musicales. También la función de este sentido se le atribuyó erróneamente al del tacto. Se cree que la palestesia es el sentido que permite al hombre captar las vibraciones benignas o malignas de los seres que le rodean. Sin embargo, otros, los puristas, se oponen. Creen que lo material se capta a través de los sentidos creados para funcionar en la dimensión material, y que lo inmaterial se percibe con medios incomparables.

Sentidos puente entre las dimensiones mortal e intemporal

No obstante, los partidarios de la palestesia trascendente se apoyan en la tradición cabalística y subrayan que todo lo que comunica con el Más Allá posee necesariamente una naturaleza intermedia, ambivalente. Creen que de otra manera estaríamos absolutamente aislados y que incluso la oración carecería de sentido sin tales «sentidos puente». Y recuérdese que el mensajero de los dioses, más conocido como Hermes o Mercurio, es el señor de los grandes puentes, el que instauró en la prehistoria los primeros conceptos y prácticas religiosas.

Los sentidos son emisores-receptores de energía trascendental

Los estudiosos de la palestesia trascendente insisten en que todo lo que nos comunica con el Más Allá posee una naturaleza intermedia, entre lo material y lo intemporal, comparable a la del periespíritu mismo, ese extraño sentido que ata a nuestro ser material con el espiritual, del cual se sirven no pocos privilegiados para captar, sin verlas ni saberlas, las condiciones y las personalidades que intervinieron en un suceso. Creen que de otra manera estaríamos absolutamente aislados y que incluso la oración carecería de posibilidades sin tales «sentidos puente», que actúan también como emisores y no sólo como receptores, lo que es considerado también por los científicos que estudian todas las posibilidades de la telepatía.

Para ver sin emplear los ojos, la estereognosia

Pero no menos sorprendente resulta haber ignorado la estereognosia, ya que por este sentido nos es posible conocer, con los ojos cerrados, el tamaño, el peso, la forma y la textura de un objeto. Muchos tienden a confundirlo con las propiedades del tacto, pero le es ajeno y se considera que su fuente de precisión es la misma energía electromagnética que anima a todo el organismo, por lo que su función estaría basada precisamente en la captación de los distintivos áuricos de cuanto existe en los reinos animal o mineral. La insuficiencia de este sentido, ha empezado a llamarse aloestesia, pero su sobreactivación sigue desconcertando y permanece prácticamente innombrada, por más que quienes la padecen cobren renombre, como la famosa Eusapia Paladino, o la famosa vidente de Prevorst, a la que volveremos a citar en estas páginas.

El sentido de la distancia corporal

También ha pasado desapercibido el sentido que permite calcular la distancia entre dos puntos del cuerpo. Esta sensibilidad no es igual en todas las partes del cuerpo.

La lengua es el órgano mejor dotado para esta función, mientras que la piel de la espalda diferencia con dificultad la naturaleza de los contactos suaves. Para estudiar este sentido se utiliza un compás de dos puntas que los experimentadores mantienen juntas al tocar ligeramente la piel del sujeto. Luego las puntas son separadas poco a poco cada vez que se estimula al sujeto, hasta que éste manifiesta que ya percibe dos agujas.

El oscilante sentido del equilibrio

El sentido del equilibrio, tan poco apreciado hasta que falla, se localiza en el oído interno, que tiene importantísimas conexiones con el cerebelo, permitiendo a la persona ubicarse adecuadamente en el espacio en que se halla. Sin él nadie conseguiría desplazarse, al menos no sobre dos piernas. Y tampoco sería capaz de mantenerse sentado en una silla común.

El desconcertante sentido de la orientación

Tanto para lo material como para lo inmaterial, el sentido de la orientación es tan importante que aún no ha sido estudiado en todas sus implicaciones. Apenas en las más evidentes, a partir de las asombrosas realizaciones de ciertos animales. Se ha establecido que tiene su centro en el cerebro y «se extravía» cuando sobre la cabeza se coloca un electroimán, ocasionando que la persona actúe con el mismo desconcierto que una brújula tratada de la misma manera. Y, por cierto, este sentido ha sido ampliamente comprobado en los seres que más lo emplean, como las aves migratorias, algunos felinos y los delfines.

Batiestesia, sentido de la percepción profunda

Extraño o impensado sentido es el de la percepción profunda o batiestesia que funciona igual en el plano consciente que en el inconsciente. En el primer caso permite saber en qué posición se tienen brazos y piernas sin necesidad de darse la vuelta para verlos. Y en el segundo caso, la sensibilidad profunda e inconsciente que está en sus dominios, hace posible que quien duerme pueda mover la pierna que tiene comprimida por las mantas sin necesidad de despertarse para procurarse esta comodidad.

El sentido que detecta que alguien nos observa o espía

Esta posibilidad sensorial –una de las «misteriosas simplezas» que la mayoría se ha acostumbrado a no considerar siquiera–, entraña una de las facultades que han llevado a la detección de otros sentidos desconocidos, de los que, sin embargo, nos servimos constantemente. Este sentido, que en muchas personas se halla adormecido y quizá hasta atrofiado, permite percibir que se está siendo observado, particularmente, si el observador concentra su vista en el área de nuestra cabeza, en especial la coronilla y la nuca. Este sentido detectaría incluso a los seres inmateriales, cuya presencia unos captan mejor que otros.

El sentido que capta la energía del «propio fantasma»

Pero bien cierto es que un sentido capta nuestro propio ser energético inmaterial. Se le conoce precisamente como «sentido del miembro fantasma», descrito con vividez por quienes han perdido brazos o piernas y siguen experimentando sensaciones allí donde ya nada hay de su cuerpo.

A través de este sentido experimentan dolor en alguna parte de la pierna amputada, incluso en el talón mismo, o un picor desesperante en el pulgar que se ha perdido. Esto sucede a causa de que el cuerpo áurico aún no acierta a eliminar de sus radiaciones la parte que ha perdido el cuerpo físico y sigue manteniendo un marco de energía allí donde ya nada queda por enmarcar.

Más aún, éste es un efecto que han producido numerosos sanadores que en su etapa inicial pretendieron devolver al cuerpo sus pérdidas, imponiéndole al sujeto las manos sobre el muñón para evitarle dolores de origen eléctrico, como los originados por un ambiente tempestuoso. Se llegó así a provocar intentos de apoyar una pierna o de tender una mano que sólo existía porque la energía del sanador había restituido (más bien reencendido) la parte del aura que estaba por extinguirse para siempre.

39

Se calculan pesos con el sentido de la barestesia

Aun cuando no se le ha concedido relevancia, no debe olvidarse al sentido designado simplemente como «barestesia». Hasta hace poco insospechado, permite calcular el peso aproximado de un objeto, ya sea con las manos o con otra parte del cuerpo. También durante un tiempo se confundió este sentido con una de las aplicaciones del sentido del tacto, hasta que la experimentación demostró que se trata de una facultad independiente y de primordial importancia, como es también el de la distensión visceral, que previene sobre muchas de las condiciones que guardan los órganos internos, facultad que siempre se ha atribuido al tacto.

Sentidos, guiados y desplazados por una energía sin sentido

Finalmente, tenemos que volver a la consideración de los que piensan que los sentidos no son puentes entre el perceptor y lo percibido sino entre lo humano y lo universal, lo que da margen a muchas más capacidades de las admitidas por los materialistas.

Recordemos al famoso psiquiatra y criminalista italiano Cesare Lombroso, que hizo llegar estos puentes hasta las aguas que mojan las manos de los sanadores y demostró que existe esa energía y que con ella pueden desatarse aterradoras tormentas.

Uno de sus más asombrosos casos fue el de una paciente con graves síntomas de histeria que acabó sumida en una ceguera total, pero que, no obstante, seguía viendo claramente por medio de la nariz y con el lóbulo de la oreja izquierda, como demostró ante numerosos y estupefactos testigos.

Inmediatamente después se le desplazó el sentido del olfato a la base del mentón, pudiendo identificar diversos aromas con la nariz taponada. Poco después el olfato volvió a movérsele, esta vez al área de tobillo y empeine, repitiendo fielmente las identificaciones de aromas muy tenues, aun cuando le aislaron pie y cabeza en sendas bolsas herméticas.

Son ya comunes los casos de chicos que desarrollan la facultad de ver lo escrito en un pliego doblado e introducido en un sobre de papel metálico. Pero algunos han demostrado ver con la parte posterior de la cabeza, como una niña que en estado de exaltación leía documentos que se le ponían ante la nuca. Sus auras irradian muy intensamente, hasts el extremo de que se hace incómodo estar cerca de ellos.

3

LA SANACIÓN

El médico cura, el sanador sana. La definición, o más bien el mote de «curandero», es del todo inaplicable mientras no se aplique precisamente al médico, aunque, eso sí, con respeto, porque su título le autoriza a dedicarse a curar, en tanto que el sanador es sólo el artesano que por medios muy distintos, con frecuencia desconocidos incluso para él mismo, restaura las condiciones intangibles que el organismo necesita para seguir funcionando, o aporta su propio fluido trascendental para que así suceda.

Y sin duda tampoco es del todo exacto el despectivo de «milagrero», que sólo evidencia la antiquísima tendencia a llamar milagro a todo lo que no se consigue explicar según las reglas y los compases de la lógica. Pero, como ya hemos visto que ni siquiera el médico conoce los mecanismos, ni los sentidos, ni todas las funciones del cuerpo y que no puede afirmarse que el sanador invada el campo de la medicina, asegurémos ahora de no invadir los terrenos del milagro. Así, para reconocer que una curación tiene carácter sobrenatural, se han impuesto tres condiciones:

1.ª Preexistencia demostrada de una alteración patológica grave de los tejidos, con pérdida de substancia.

2.ª Evidencia de una cicatrización completada de manera instantánea, o en plazo claramente insuficiente para que se realizase de manera normal.

3.ª Que la curación permanezca en su condición de absoluta, lo mismo que el restablecimiento de las funciones de los órganos afectados antes de que se realizara, durante un plazo que evidencie que no se trata de una recesión o alivio.

Manos que curaron más que las aguas de Lourdes

Serge Alalouf atendió, en el término de cuarenta años, a más de un millón de enfermos. Sus fervientes admiradores han multiplicado la cifra hasta por cinco. Sin embargo, una cosa quedó comprobada y libre de toda discusión: el hecho de que este hombre de aspecto refinado, sin que nada en su persona señalara al poseedor de una excepcional energía –más bien al contrario–, curó mediante la imposición de sus manos a más de trescientas setenta y cinco mil personas en estado crítico, asumiendo que el papel del verdadero sanador es el de resolver los casos que la medicina académica da por insolubles. Calcúlese su potencia paranormal, considerando que la Oficina de Comprobaciones para las curaciones logradas en el balneario de Lourdes indican algo más de tres mil curaciones por siglo.

No obstante, el éxito con los desahuciados es el pecado que los médicos perdonan menos a los sanadores, por lo que Serge Alalouf debió sentarse varias veces en el banquillo de los acusados y testificar en su favor curando, ante el tribunal y en pleno juicio, a un abogado de la acusación.

Pero Alalouf decía que no trabajaba demasiado, ya que los enfermos se curaban a sí mismos, inducidos por la fuerza que él les transmitía al imponerles las manos.

Admitía que un treinta por ciento de sus consultantes no conseguía asumir el fluido de sus palmas y yemas debido a alguna ignorada carencia que hacía fracasar el intento tras agotar a

Alalouf. Eran los no afines, los incompatibles, cuyo porcentaje es bastante más elevado para los sanadores menos dotados, particularmente si son principiantes, dicho sea esto sin propósito de desalentar, sino, precisamente, de lo contrario, pues, la destreza en la sanación por imposición de las manos es también una cualidad que aumenta con el tiempo de práctica.

Sólo mueren los que se indisponen con la vida

Alalouf partió, como tantos curanderos, del convencimiento de que la enfermedad es un recurso inconsciente de la persona para permitir que el momento de su muerte (sutil espada de Damocles) se acerque en la misma proporción en que se va difuminando el ánimo de vivir.

Incluso las enfermedades víricas, que podrían parecer menos dependientes de la voluntad humana, reciben del sistema inmunológico «carta blanca» para actuar, lo que significa que tampoco los virus toman siempre por sorpresa al enfermo.

Y no es que él o ella les den una consciente o subconsciente bienvenida. Lo que sucede es que la condición mental, el ánimo, el espíritu de lucha se deterioran en ocasiones más o menos prolongadas o frecuentes y con ello se envía un mensaje a la naturaleza en el sentido de que ya no se cuenta con una verdadera razón para seguir viviendo, o que, por lo menos, no se tiene demasiado interés ni propósitos en ello, con lo que se desata el proceso de «impensada autoeliminación» dando lugar a accidentes, procesos orgánicos degenerativos, decaimiento de los sistemas defensivos, entorpecimiento del instinto de conservación, etcétera.

La enfermedad sobreviene entonces como un ultimátum. Y si el afectado persiste en su actitud de desinterés, experimentará un agravamiento quizá tan severo que le conduzca en breve tiempo al final de su existencia. Así, dicho en otras palabras, nadie se muere, se va. Y nadie se enferma, sino que se indispone con la vida.

Descubrimiento de la naturaleza magnética de los seres vivos

Cuando se dio a conocer internacionalmente su descubrimiento, en los inicios del siglo XIX, el entonces llamado «magnetismo animal» originó una conmoción muy considerable en el mundo materialista, mientras que en los puntos de la Tierra con mayor tradición mística, como la India, se le consideró apenas como un paso más de Occidente hacia la verdad, de entre los muchos que aún lleva de retraso.

El médico alemán que lo descubrió, lo encontró apto para devolver al organismo la capacidad que la enfermedad le arrebataba.

Los que aceptaban su versión de que se trataba de una energía invisible, pero muy real, insistían en que se trataba del mismo fluido eléctrico que ya era bien conocido, o bien que se trataba de la misma propiedad que caracterizaba a los imanes, o sea el fluido magnético, cuyos alcances continúan representando un enorme misterio, y del que, en principio, se aceptaba que podía tener un considerable influjo sobre la salud.

Sin embargo, Mesmer se esforzaba por hacerles entender que se trataba de una potencia distinta, ajena por completo al magnetismo físico, de la misma naturaleza que la potencia emitida por los cuerpos celestes y recibida en la Tierra por los seres vivos.

Fuerza de las estrellas asimilada por las piedras

De hecho, Mesmer no imaginaba todavía que tenía razón en cuanto a la clasificación de esta energía astral, pero que ésta penetraba también a los minerales y que éstos, en consecuencia, la almacenaban y la remitían hacia los seres vivos, lo cual, por ejemplo, determinaba que las piedras, particularmente las cristalinas, acabaran resultando excelentes vehículos para la transmisión de esa energía astral, que así venía a actuar muy eficazmente como auxiliar en los procesos curativos.

Sobre este particular se lograron pruebas verdaderamente asombrosas, como las aportadas entre 1826 y 1829, en Alemania, por la sensitiva Frédérique Hauffe, a la que no tardaría en conocerse internacionalmente como la vidente de Prevorst. Esta mujer demostró la insólita capacidad para distinguir los cristales y muy diversas piedras sin que se le permitiese ver más que los tonos de su aura o, como entonces lo llamaban, el fluido magnético que irradiaban.

Este insólito don llamó profundamente la atención del austriaco barón Von Reichenbach, que le dedicó estudios que merecieron particular admiración en el mundo científico, por lo que el famoso coronel De Rochas los difundió y amplió en Francia, acabando de poner de relieve el hecho de que «cuanto existe intercambia con cuanto existe una fuerza creada para mantener la armonía de cuanto existe». Y que esta misma energía puede cobrar un carácter particularmente restaurador cuando es intercambiada por dos seres de la misma especie, como es el caso de una persona a otra, en especial cuando la que actúa de emisora o sanadora está particularmente dotada.

Mesmer encuentra la necesidad de aliviar con pases manuales

Pero en aquellos días «iniciales» Mesmer se esmeraba por demostrar que el magnetismo astral o animal determinaba que los cuerpos fuesen semejantes a imanes vivientes.

Estaba convencido de que los efluvios magnéticos penetraban a través del sistema nervioso, apaciguaban el ánimo del enfermo y después se distribuían según pautas específicas para aliviarle de casi cualquier otra enfermedad.

Los experimentos comprobatorios realizados en 1784, por orden del rey, le fueron adversos. La mayoría de los científicos designados para llevarlos a cabo coincidieron en que los resultados positivos en la curación de diversas afecciones, se debían al convencimiento de los pacientes en el sentido de que sanarían como resultado del extraño ritual al que se les sometía, es decir, a la sugestión.

Se les hacía agarrarse a varillas metálicas sumergidas en una cubeta mientras Mesmer, asistido por varios ayudantes, supervisaba las reacciones, que con gran frecuencia empezaban con muestras de inquietud, calor, hormigueos, y con frecuencia acababan con verdaderos ataques nerviosos y convulsiones que el médico hacía desaparecer por medio de pases de sus manos.

¿Fluido magnético o sugestión?

Fue así como a partir de estos experimentos, científicos y público se dividieron en dos bandos: el de aquellos que sostenían que las curaciones se debían a la profunda fe de los enfermos, y el de los que aceptaban la verdadera existencia de un fluido magnético.

Encabezaba a los «fluidistas» el botánico Laurent de Jussieu, quien inició este movimiento tras observar el hecho muy significativo de que una joven ciega reaccionaba cada vez que era aproximada a su vientre una varilla magnetizada, lo cual, después de numerosas comprobaciones le hizo concluir que verdaderamente existía una fuerza «que va del hombre hacia sus semejantes y da lugar a una acción perceptible».

Al primero de estos grupos se le conoció como animista, en tanto que al segundo se le llamó fluidista. Años después, en 1831, otra comisión dictaminó que, si bien no se manifestaba en todos los casos, era innegable que existía una condición magnética que imponía efectos fisiológicos y terapéuticos a los pacientes. Y tampoco hubo dudas en la comprobación del enorme número de enfermos que sanaron después de ser tratados con las técnicas de Mesmer, en las cuales tenían particular éxito las sesiones de pases manuales sobre las áreas más resentidas por la enfermedad.

«El hospital invisible»

La sugestión es, en efecto, uno de los más frecuentes elementos ajenos que intervienen en las curaciones. Mucho la propician los pases manuales, que no sólo tienen poder magnético, sino también hipnótico. Y de hecho no podrá demostrarse fácilmente que se equivocan quienes acusan a los sanadores de estar valiéndose de la sugestión, a menos que acepten asomarse a los estudios realizados hasta la fecha, ya que, por lo menos, admiten que existe una fuerza que pasa del sanador al enfermo, por más que no se haya logrado determinar científicamente su exacta naturaleza, por más que los iniciados no se cansen de señalar su origen y su fin.

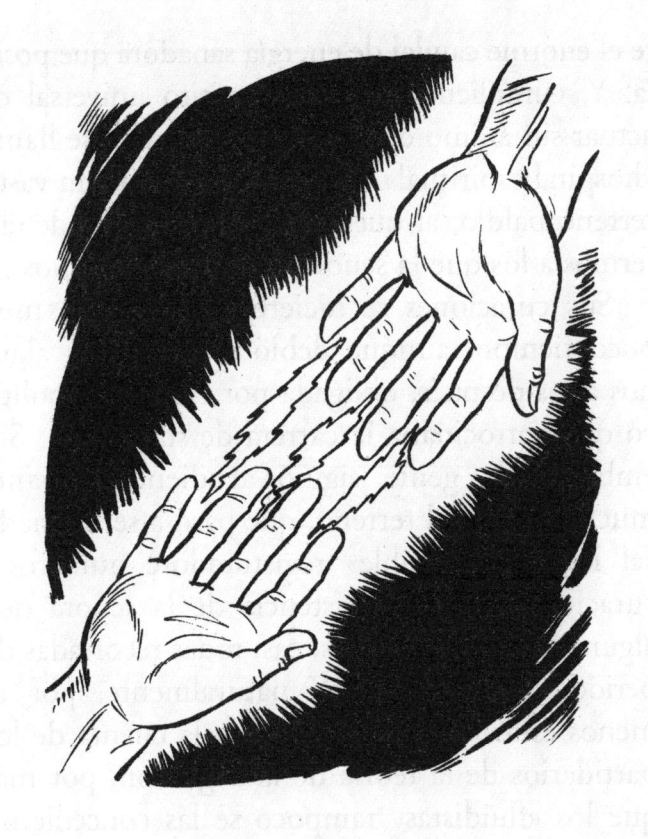

El fluido magnético

Pero, para ilustrar la confusión entre fuerza áurica o electromagnética y sugestión, sigamos apegados al ámbito de las curaciones.

Recuerdo que hace dos o tres décadas, en la ciudad mexicana de Tampico, la esposa del gobernador se decidió de pronto a mostrar públicamente el enorme caudal de energía sanadora que poseía. Y, cumpliendo con el requisito universal de actuar sin ánimo de lucro, fundó lo que se llamó «hospital espiritual» que no era más que un vasto terreno baldío, al que acudían centenares de enfermos a los que la señora imponía sus manos.

Sus curaciones se hicieron famosas en muy poco tiempo, aunque debió suspenderlas algunos años después, obligada por el partido político que patrocinaba la carrera de su marido. Sin embargo, la gente siguió acudiendo durante muchos meses al terreno, que pasó a ser llamado «el hospital invisible» registrándose numerosas curaciones sin más asistencia de la señora que algunas fotografías suyas, casi todas recortadas de periódicos y revistas. Y naturalmente, por lo menos éstas fueron anotadas en la cuenta de los partidarios de la teoría de la sugestión, por más que los «fluidistas» tampoco se las concedieron jamás.

Un caso indiscutible de sanación por sugestión es el del sanador ruso Kashpirovski, quien valiéndose de la televisión ha conseguido curar la incontinencia urinaria de millares de niños, eliminar las canas de muchas personas mayores, o bien evitar los estragos de la gripe a un gran número de trabajadores, estudiantes y amas de casa.

Los poderes más extraordinarios se han visto en las manos

Sin embargo, existen en el acervo de los sanadores más potentes, recursos que la mayoría ha clasificado como meros actos de sugestión, cuando la realidad es que obedecen a mecanismos propios de estados alterados de conciencia, mediante los cuales tienen acceso a todas las realidades ocultas de la persona ante la que se encuentran y que espera su ayuda.

En esta condición del sanador, sus sentidos alcanzan potencias inimaginables para la persona común, llegando a extremos como poder mirar a través de las yemas de sus dedos, o de asomarse al interior del cuerpo para observar el funcionamiento de determinados órganos, o incluso llegan a desarrollar la facultad de ver, literalmente, los sonidos y guiarse por sus formas para establecer un diagnóstico. Ésta es una capacidad ampliamente demostrada por sanadores de Brasil, de México, de Filipinas, y de Indochina.

Semejante estado de conciencia les faculta también para emitir su energía con tal intensidad que tiene el efecto inmediato de suspender la acción de los mecanismos del dolor en el enfermo, de manera que éste puede ser sometido a incisiones, ablaciones y toda clase de alteraciones de su naturaleza física sin experimentar ninguna sensación penosa, ni siquiera molesta.

Ésta es una facultad que los sanadores brasileños, mexicanos y filipinos emplean cuando comprenden que no pueden hacer nada más por devolver la salud al enfermo.

Le aplican las manos en las zonas doloridas y presionan de tal manera que no sólo parece desconsiderada, sino incluso agresiva y hasta malévola, pero su paciente no suele dar muestras de dolor ni de incomodidad.

Y finalmente el resultado es que acaba viviendo bastante más allá del plazo calculado por los médicos, con la ventaja extraordinaria de que la enfermedad no le producirá ya más tormentos, aunque, inevitablemente deba extinguirse a consecuencia de lo avanzado de su mal, que por lo general es un cáncer no atendido oportunamente.

Métodos de diagnóstico con flores, hoja blanca y sábana

Entre los sanadores de la Latinoamérica india, existe un método que merece mucho la confianza general, consistente en aplicar algunas flores en las áreas enfermas y juzgar por su posterior frescura el estado de alteración que existe en la salud de ese área en particular. Por cierto, las flores han de ser del color correspondiente a las emanaciones áuricas de ese punto, lo cual es algo que está muy en relación con la coloración de los chakras.

Se ha popularizado mucho también, entre los sanadores de todo el mundo, el método llamado de «la hoja blanca» para establecer la naturaleza del mal que aqueja al paciente y delimitar su extensión.

Consiste en depositar una hoja de papel, absolutamente blanca, sobre el área en que se concentra el mal. A continuación el sanador coloca la palma de la mano derecha sobre la hoja y la impulsa con mediana suavidad por el contorno, como si tratara de calcar o de comunicarle al papel «las tintas» de la enfermedad.

Y en efecto, así es. La hoja adquiere coloraciones que varían del rosa y el naranja al rojo y al violeta, tal como si se le hubiera asentado sobre una mancha de acuarela.

Cuando el sanador pretende conocer la condición total del cuerpo del consultante, sigue un procedimiento idéntico, sólo que realizado por medio de una sábana blanca, en la que aparecen más o menos los mismos tonos, sólo que con menor intensidad.

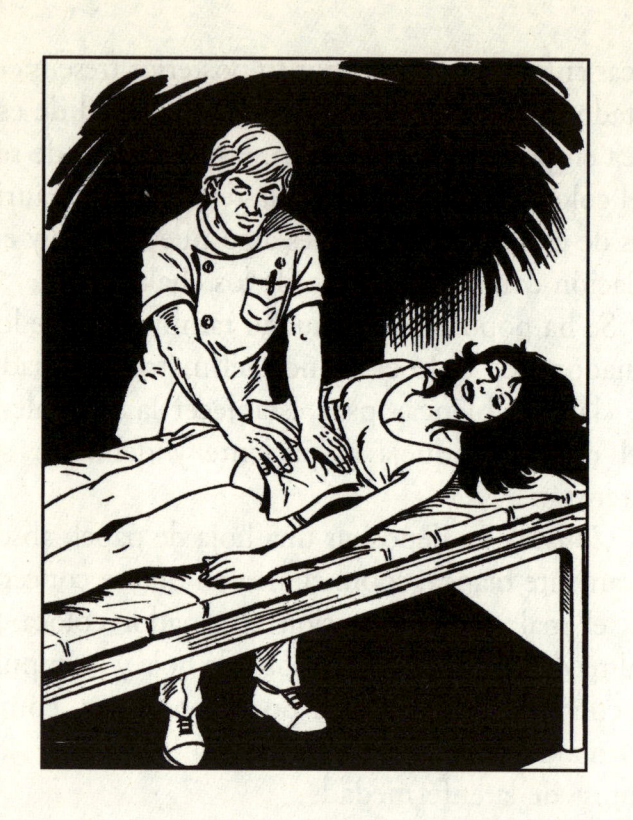

El método de la hoja blanca

En África del norte, donde este procedimiento tiene la confianza de numerosos entendidos, aseguran que se basa en el mismo principio que dio lugar a las célebres piezas de tela que sirvieron para enjugar el rostro de Cristo hacia el Calvario, y luego para amortajarlo. Sólo que en el caso de un Ser que poseía tan enorme carga de energía, el resultado verdaderamente saltaba a la vista.

La energía de Jesús no sólo marcó esos tejidos indeleblemente, sino que los fortaleció contra la acción del tiempo y, más aún, rejuveneció todo lo que alcanzó. Y esto es tan cierto que si se somete a la prueba del carbono 14 a las piedras del Santo Sepulcro, como se hizo con el Santo Sudario, aparecerá también muy recortada su antigüedad en comparación con las más alejadas. En otras palabras, la misma fuerza que marcó la Sábana Santa alteró los signos de su verdadera edad, recortándola en un milenio.

El método bibliográfico de los sanadores

Existe otro método de investigación, también muy usado, que puede parecer al lego bastante más dudoso, pero que, no obstante, ha demostrado ser de una fiabilidad muy elevada.

Consiste en dar al consultante una Biblia, o un diccionario enciclopédico (método que recomendamos en esta guía), pedirle que haga pasar sus páginas entre los dedos y con rapidez, pero deteniéndose siete veces a lo largo del proceso para mantener el libro abierto allí donde se hubiera detenido y juntar este par de páginas a la parte de su cuerpo en que estuviera localizado el mal.

Todo esto deberá hacerlo con la ayuda del sanador y concentrándose mentalmente con el convencimiento de que una entidad espiritual bienhechora le indicará la naturaleza del mal que le aqueja y le ayudará a sanar.

A continuación deberá cerrar el libro y volver a abrirlo en una página cualquiera, pero sin mirar, y señalar con el índice cualquier parte de ambas páginas a fin de que el sanador sepa dónde leer e interpretar.

Tenemos que subrayar que el diagnóstico no sólo suele ser directo, sino que además puede aparecer acompañado de indicaciones para la curación, por más que estos datos, efectivamente, deban resultar de una adecuada interpretación de las palabras y frases contenidas en cada uno de los siete párrafos que el consultante deberá señalar, cerrando y volviendo a abrir el libro después de cada uno.

También debemos apuntar que este método no sólo es muy aceptado en la esfera del llamado «curanderismo» sino para la adivinación, como sustituto de los beneficios que suelen obtenerse del Tarot.

Tenemos que de añadir un procedimiento bastante menos usual, al que incluso suele temérsele a causa del riesgo que implica la intervención de una voluntad maligna o poco seria. Nos referimos, por supuesto, a la consulta espiritista que suele resolverse mediante el recurso de la escritura automática.

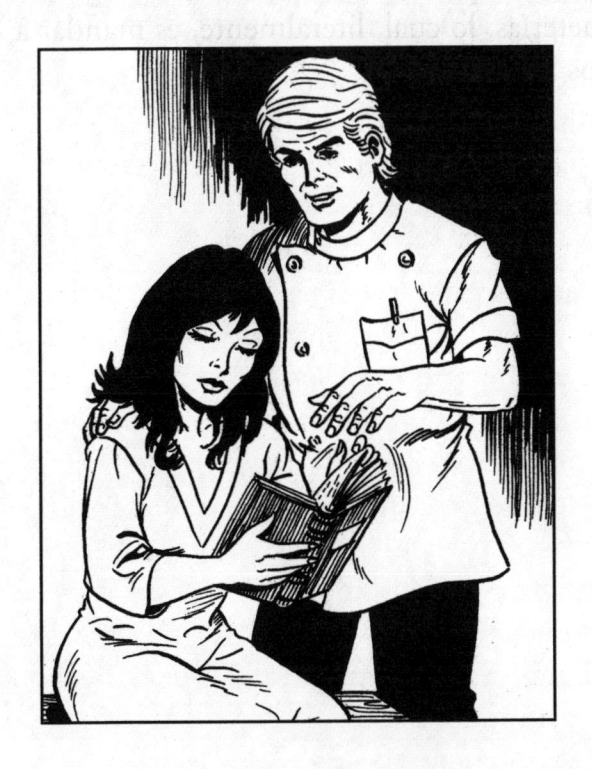

El método bibliográfico

Es obvio que sólo un sanador muy experimentado puede servirse de esta posibilidad. Aquí mismo prevenimos contra su utilización a quien no tenga abundantes vivencias en el ámbito espiritista. Y hacemos extensiva esta prevención a todos los medios de la tabla ouija, con la cual se tiene ya tan poco cuidado que se vende incluso en jugueterías, lo cual, literalmente, es mandar a los niños al diablo.

4

CÓMO IMPONER LAS MANOS

Así se practica la sanación por imposición de las manos

Lo mejor para demostrar los procedimientos a seguir para restablecer la salud por medio de la imposición de las manos, es empezar señalando, de manera progresiva, los puntos del cuerpo que deben ser activados y cuál debe ser la correcta colocación de las palmas sobre ellos. Después de todo, estas páginas pretenden ser la guía más concisa y directa, y no hay mejor forma de conducir entre vericuetos o laberintos que tomar de la mano al principiante y llevarle desde la puerta hasta el corazón mismo de los pasajes.

Así, la primera indicación que debe recordar quien se inicia en la sanación manual, es la de prevenir a su consultante, con tanta anticipación como le sea posible, de que deberá acudir teniendo el estómago vacío y en calma, para lo cual tendrá que abstenerse de comer y beber por lo menos ocho horas antes de la sesión.

Cómo ha de ser el local de atención a los consultantes

No importa dónde se encuentre el local en que se reciba al consultante, si sólo cumple el requisito de ser accesible. Esto significa que no debe haber peligros o dificultades para llegar. Asimismo, es importante asentarse ahí con el propósito de no cambiar. Los consultantes gustan de la seguridad que ofrece el lugar conocido, además de guiar hacia él a otros con parecidas necesidades.

La sesión habrá de tener lugar en una habitación de dimensiones tan amplias como sea posible, así como bien iluminada y escrupulosamente limpia, amueblada sólo con lo indispensable para ofrecer comodidad y efectividad. Esto es de suma importancia, pues no debe haber ahí elementos que puedan distraer y que ofrezcan a la atención vías de escape.

Así, pues, evítense los cuadros, los adornos, e incluso los tonos demasiado vivos en paredes o cortinas, en los que se recomienda particularmente el color verde, que es el de la curación.

Evítese también generar la inquietud del rojo que, si resultara muy notorio podría actuar en contra de los esfuerzos del sanador. Tampoco son adecuadas las luces directas e intensas, ya que sugieren todo lo opuesto a reposo, concentración y ánimo de percepción.

Cómo iniciar la sesión

Cuando el consultante llegue, debe advertírsele que no va a encontrar prácticas extrañas, al menos no desde el concepto que el público en general suele tener del esoterismo, por más que, en efecto, se vaya a trabajar con la fuerza más importante del Universo, que es la corriente energética que une y mantiene en armonía a cuanto existe, o elimina y transforma a lo que se desequilibra.

Asimismo, el tono de voz y los ademanes deben ser reposados, sugerentes de afecto y conocimiento, pero, sobre todo, de la convicción de poder hacer algo efectivo para eliminar los problemas que el consultante ha venido a exponer. En síntesis, no sólo debe alentársele sino hacer que se sienta relajado, confidente y sobradamente capaz de concentrar en sí el interés del sanador.

Así pues, se le escuchará en silencio, interrumpiéndole apenas cuando sea preciso matizar algún detalle de su exposición. Debe definirse cuanto antes si su problema es de carácter físico o emocional.

La sesión ha de seguir un ritmo y partir de una rutina

También, por supuesto, debe imponerse un ritmo ágil a la entrevista, pues, de otra manera, el tiempo acabará siendo excesivo y obligando a que lo más importante de la sesión tenga que realizarse aceleradamente, dejando al consultante la impresión de que después de tanto no se le benefició en nada.

Y para iniciar el tratamiento debe seguirse una rutina de imposiciones manuales que permitirán al operador y al sujeto establecer una corriente de afinidad, de la cual el primero extraerá indicios de la naturaleza y del arraigo del mal que tendrá que combatir, en tanto que el consultante empieza a experimentar la llegada a su cuerpo de las fuerzas que le ayudarán a reencontrar el gusto por la vida, pues, éste es el propósito y la manifestación de toda curación.

LAS 32 IMPOSICIONES MANUALES ESENCIALES

IMPOSICIÓN N.º 1

Una vez que se identifica el problema a tratar, se procede a hacer el primer pase manual de orientación, estando aún sentado el consultante sobre el banquillo, no silla, a fin de que el respaldo no estorbe el paso de las manos por la espalda en un movimiento lento y oscilante, de abajo hacia arriba.

Conviene que las puntas de los dedos de ambas manos estén dirigidas hacia la izquierda del sujeto, a fin de no dar lugar a una activación desordenada de la energía. Esta área, correspondiente a las vértebras torácicas, en cuyo entorno fluye el chakra del corazón, es el centro de transformación para las emisiones de los chakras inferiores y puente de acceso de toda influencia encaminada hacia los chakras superiores.

IMPOSICIÓN N.º 2

Debemos llamar la atención sobre el hecho muy significativo de que las transformaciones que se realizan en esta zona, se producen mediante vibraciones muy diferenciadas, pues son las

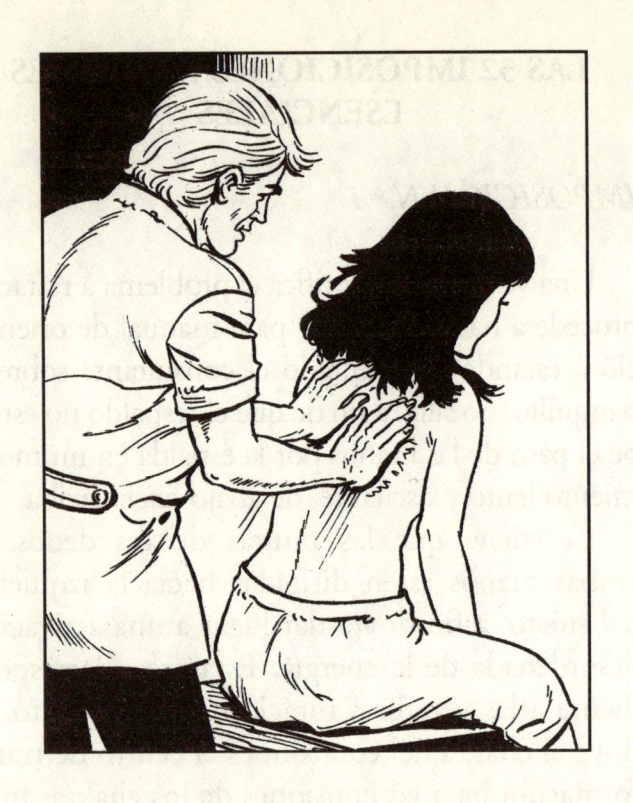

Imposición n.º 1

características de los sentimientos más elevados. De esta realidad proviene la costumbre de señalar al corazón como sede del amor que cada cual puede emitir, en particular para sí mismo.

Y es que precisamente de la falta del amor propio suelen desprenderse muchos males para la salud del cuerpo físico, por lo que es preciso que el sanador concentre aquí, a través de sus palmas dispuestas ahora verticalmente y sobre los omóplatos, su potencia afectiva, a partir del propósito de servir sin límites. Así infundirá, para empezar, una muestra de sus más claras vibraciones afectivas, precisamente las que genera el deseo de comprender y ofrecer bienestar y salud.

Las limitaciones afectivas generan diversos problemas

Si hubiera trastornos en este chakra, se evidenciará en una actitud poco disciplinada del consultante, ya que se le impondrán características determinadas por energía procedente de fuentes inferiores, anulando la capacidad de emitir vibraciones de amor desinteresado lo bastante vigorosas como para mantener el equilibrio de personalidad y organismo.

Por tanto, si se está ante un caso de incapacidad para exteriorizar sentimientos e ideas bien ordenados, deberá prolongarse la aplicación de las manos en la parte media de la espalda durante más de tres minutos. De lo contrario, bastará con un minuto antes de pasar al siguiente ejercicio. En lo físico, la aplicación prolongada de las manos en esta parte, contribuye a disolver con especial efectividad los problemas del asma.

IMPOSICIÓN N.º 3

Ahora se le impondrán las manos con las yemas de los dedos hacia arriba y sobre los músculos dorsales, a los lados de la espalda, aplicándoles una suave presión vibratoria ascendente. El efecto será reafirmatorio del beneficio de la aplicación anterior, lo cual tiene particular importancia cuando se trata de individuos de carácter reservado, con dificultad para atraer simpatías o para intercambiar sentimientos elevados. Hay que señalar que los trastornos en la zona de este chakra, el cuarto, son también origen de personalidades frías, impositivas, desconsideradas. Es asombroso cómo la aplicación de las manos, aunada a la invitación de abrir el corazón a los mejores sentimientos para los demás, se traduce en una muy evidente mejora de las condiciones anímica y física.

IMPOSICIÓN N.º 4

Ahora deberá pedírsele al consultante que se concentre en el problema que le ha traído. Que trate de captar las vibraciones que emite el área del mal y las proyecte hacia la corona, que es la parte más elevada del cráneo, sede del séptimo chakra, cuya importancia es trascendental en los órdenes físico, mental y espiritual.

Y es que hasta aquí ha de llegar la energía que los demás chakras han procesado. Si en este importantísimo chakra hubiera una congestión, o bloqueo, quedaría interrumpido o muy dificultado el curso del flujo vital del consultante, haciéndole perder el interés por la vida o desviándoselo hasta lo absurdo, lo cual le apartaría de toda comprensión en el marco del mundo en el que vive. Él, o ella, no comprendería a nadie, y nadie lo comprendería a él, o a ella.

Las manos deberán posarse ahora sobre la corona o coronilla y hacer que sobre ella roten en sentido opuesto los dedos medio y anular de cada mano. Es decir, los de la derecha deben frotar circularmente hacia la izquierda, y a la inversa los mismos dedos de la otra mano, de manera lenta, buscando que la mente del sanador se interiorice en la naturaleza del consultante, hasta «sentirlo» verdaderamente.

IMPOSICIÓN N.º 5

El siguiente paso será envolver por completo o cuanto sea posible lo alto de la cabeza, de manera que la mano izquierda cubra lo más posible el lóbulo cerebral izquierdo, y que la derecha haga lo propio en el otro lado, sobre el otro lóbulo.

Al mismo tiempo, se le indicará al sujeto que piense en una de las grandes verdades áuricas: para corregir las anomalías localizadas en cualquiera de los campos áuricos, basta con desearlo y concentrarse en el deseo de que el cambio se haga efectivo en la mayor brevedad, empezando por manifestarse en la conducta.

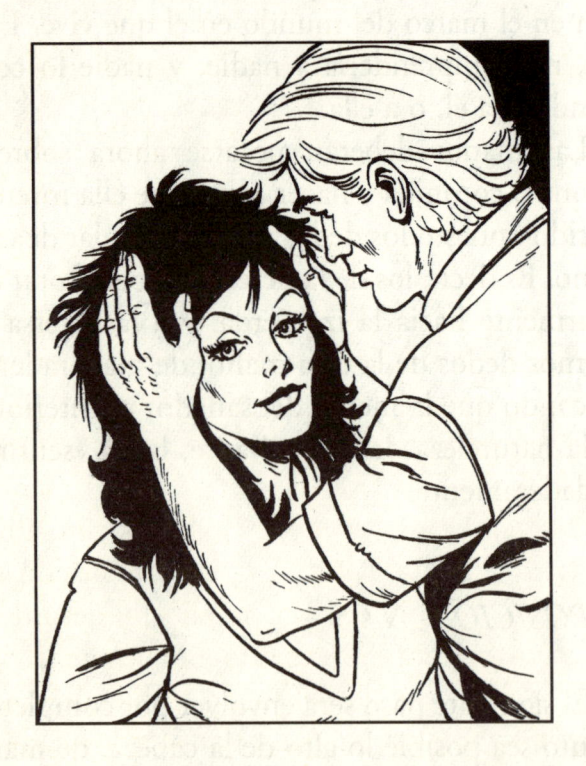

Imposición n.º 5

IMPOSICIÓN N.º 6

Aplíquense ahora los dedos medio y anular de cada mano sobre las sienes, haciéndolos rotar de modo que la derecha lo haga a la inversa de las agujas del reloj y la izquierda en sentido contrario. Habiendo pasado así unos dos minutos deberá extenderse el movimiento a la totalidad de los lados de la cabeza, buscando siempre un efecto que sea a la vez relajante y suministrador de energía benéfica, es decir, se le estará insuflando al consultante la voluntad de sanar.

IMPOSICIÓN N.º 7

Ahora las manos cambiarán para realizar cada una su función sobre distintas partes de la cabeza. La derecha situará la palma sobre la frente, incitando la iluminación del tercer ojo, en tanto que la izquierda quedará con la palma asentada sobre la corona o coronilla. Esto inducirá la liberación de las tendencias a la autorrepresión que expresan su existencia por medio de desórdenes de tipo físico, como, precisamente, los de la vista, o los relacionados con el sueño, debiendo concederse más atención a este punto en los casos de desórdenes del sueño, como el insomnio.

Es obvio que con esta imposición de manos se va a estimular también la condición de las glándulas pineal y pituitaria. Esto deberá hacersemediante un movimiento rotatorio que será más marcado con la mano izquierda, que además de rotar deberá ir bajando hasta envolver la parte posterior de la cabeza. Pasados dos minutos, aproximadamente, deberá continuarse con el siguiente ejercicio.

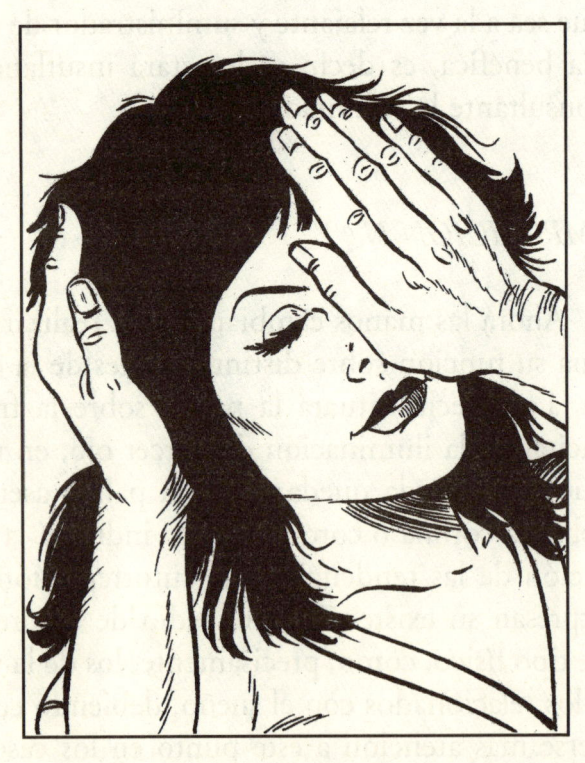

Imposición n.º 7

IMPOSICIÓN N.º 8

Sin alejar las manos de la cabeza, deberá deslizárselas hasta que, situado el operador detrás del sujeto, le cubra con una y otra mano ambos ojos, manteniéndoselos cubiertos por espacio de medio minuto y ejerciendo sobre ellos una muy delicada presión rotatoria. Duplíquese el tiempo y la concentración en los casos de trastornos hormonales.

IMPOSICIÓN N.º 9

Después tendrá que desplazar ambas manos hasta situarlas sobre las orejas, cubriéndolas tan herméticamente como sea posible sin llegar a la presión brusca. Recuérdese que toda acción debe ser lo bastante sutil como el efecto de transmisión de energía que se pretende lograr.

IMPOSICIÓN N.º 10

Llévense ahora las manos hacia los lados de la cara y háganse descender los dedos hasta envolver el mentón. Así, con el rostro envuelto en su mayor parte, el consultante recibirá el calor energético del sanador, quien mantendrá un muy ligero movimiento rotatorio para inducir la respuesta asimilatoria entre los chakras quinto, sexto y séptimo. El quinto es el chakra de la comunicación y de él depende mucha de la capacidad para relacionarse con los demás, con toda la carga emotiva que implica que esto se realice adecuada o inadecuadamente, pudiendo sus desequilibrios ocasionar problemas tan opuestos como el de la verborrea compulsiva o el de la tartamudez.

IMPOSICIÓN N.º 11

Siguiendo en el entorno del mismo chakra, ahora la mano derecha deberá descender hasta la garganta, en tanto que la izquierda se posa sobre la nuca. Se estarán estimulando así las funciones metabólicas al hacer llegar el fluido de las manos a las glándulas tiroides y paratiroides. Las inadecuadas emisiones de este chakra dan lugar a dificultades para la expresión de los sentimientos, lo que se manifiesta en problemas muy evidentes, como el de la obesidad.

IMPOSICIÓN N.º 12

Se le pedirá al sujeto que respire profunda y acompasadamente, que se quite zapatos, reloj, todo cuanto pueda obstaculizar su circulación sanguínea, su comodidad y su relajación. Indíquesele luego que se tienda en el sofá, camilla, o mesa donde se procederá a tocarle muy suavemente con las yemas de los dedos, tratando de que los índices intervengan en el contacto lo menos posible. Insístase en que la respiración debe ser pausada y honda, después de lo cual podrá cerrar los ojos si le apetece.

IMPOSICIÓN N.º 13

Seguidamente, los dedos medio y anular de cada mano presionarán sobre las partes doloridas o enfermas. Deberá ser un toque delicado, pero de alcance profundo, y sólo intervendrán los pulgares cuando sea necesario levantar la piel, pellizcándola con suavidad para establecer su consistencia, considerando que los tejidos excesivamente suaves son los más propensos a albergar humores negativos, lo que les hace más enfermizos. Obsérvese si debajo hay un músculo firme. De ser así, impóngaseles la necesaria receptividad haciendo que los dedos penetren y «barran» con algo más de intensidad.

Mediante la realización del siguiente ejercicio se estimulará el cuarto chakra, mientras el consultante yace boca arriba, con los ojos cerrados y respirando acompasada y profundamente. Hay que decir que esta imposición manual mantiene la relación con el quinto chakra y por los efectos de esta combinación está particularmente indicada para devolver la salud a la persona afectada de las vías respiratorias superiores, como en los casos de constipado y gran número de problemas de carácter respiratorio. Deberá alentársele a eludir todo sentimiento o pensamiento inquietante y renunciar incluso a la noción del tiempo. El operador entonces tendrá que situar ambas palmas sobre la parte más elevada del pecho, apenas por debajo del nivel de las clavículas.

IMPOSICIÓN N.º 14

A continuación las manos descenderán hasta el área media del pecho, foco del cuarto chakra. Esto puede originar inquietud y reserva cuando el sujeto es mujer, por lo cual, desde antes de iniciar la sesión, se le advertirá de la necesidad de practicarlo, añadiendo que, para su tranquilidad, las manos se concretarán a permanecer en el aire, por encima de los senos, sin tocar siquiera su nacimiento. Asimismo, será muy conveniente que en la habitación contigua, o en esta misma pero en silencio, espere una persona de la absoluta confianza de la consultante.

Este ejercicio tiene el considerable beneficio de aliviar todas las tensiones de origen nervioso y de insuflar la energía más adecuada para eliminar los desequilibrios magnéticos centrados en el área mamaria.

IMPOSICIÓN N.º 15

Acto seguido, las manos descenderán hasta quedar al nivel del tercer chakra, ubicado en el plexo solar. Se posará la palma derecha sobre el área del hígado y la izquierda sobre la del bazo. Cuando hay problemas en estas áreas suele experimentarse una rápida sensación de calor, en cuyo caso debe practicarse una acción rotatoria que no debe ser intensa, pero sí decidida, para lo cual, si la emisión de calor fuese considerable, se emplearán ambas palmas sobre la parte donde sea más intenso, a fin de concentrar allí los efluvios del sanador.

IMPOSICIÓN N.º 16

En seguida se deberán bajar las manos al área de la energía más personal, la de las realizaciones y de la capacidad de disciplina y empuje. Corresponde al segundo chakra e irradia a los lados del ombligo y por debajo de éste, abarcando el área más sensible del aparato digestivo, así como los ovarios y los testículos. Los desajustes en esta área determinan una amplia gama de resultados en el carácter, desde el envejecimiento prematuro, o una insuperable timidez hasta una incontrolable irascibilidad. O bien desde la falta de capacidad para asumir responsabilidades y tomar iniciativas, hasta la de someterse a una disciplina y cumplir órdenes. Dentro del término medio negativo se sitúa la persona que da muestras de una extraña incapacidad para triunfar, por lo que pertenece al superpoblado grupo de los «nacidos para perder».

IMPOSICIÓN N.º 17

Siguiendo en el mismo entorno biomagnético, hay que advertir que la mayoría de los sanadores, confiados en la práctica ya adquirida y en la intensidad de su emisión energética, fortificada a través de numerosas sesiones, suelen optar por realizar el siguiente ejercicio a unos tres centímetros por encima de la piel, accionando en el aire, evitando así tocar un área que por su naturaleza suele incitar la inquietud del consultante. Sin embargo, es preciso vigorizar con el fluido de las manos el área del intestino delgado y en general de la pelvis, beneficiando próstata u ovarios. Para el primer caso, o sea el del hombre, las manos deben situarse más abajo.

IMPOSICIÓN N.º 18

Para contribuir a devolver el tono muscular a las articulaciones, en el siguiente ejercicio se situará sobre el área del codo la palma derecha del sanador, y la izquierda sobre el hombro, donde mediante una suave presión infundirán energía que se difundirá por todo el cuerpo.

IMPOSICIÓN N.º 19

Se proseguirá haciendo bajar ahora las manos, de manera que la derecha envuelva el área del codo del consultante y con la izquierda se le abarca la muñeca y parte del dorso de su mano. En estas partes se infundirá la energía áurica del sanador.

IMPOSICIÓN N.º 20

Ahora deberán situarse las palmas sobre los muslos, teniendo las puntas de los dedos apuntando hacia el mismo lado. A continuación deberá llevárseles hacia abajo, sin despegar las palmas, hasta las rodillas, sobre las que se ejercerá una sutil frotación rotatoria de apenas unos segundos, después de los cuales se descenderá haciendo que las palmas recorran todo lo largo de la pierna hasta los tobillos, donde de nuevo se aplicará una acción suavemente rotatoria, por espacio de breves instantes.

IMPOSICIÓN N.º 21

A fin de proseguir adecuadamente la sesión, se pedirá al consultante que se dé la vuelta para quedar boca abajo, con los brazos extendidos y situados a lo largo del cuerpo, manteniendo las palmas de sus manos hacia arriba y los ojos cerrados.

IMPOSICIÓN N.º 22

El sanador deberá colocar ahora una de sus palmas sobre la planta de cada pie, a fin de que el flujo energético se distribuya por todo el cuerpo.

IMPOSICIÓN N.º 23

A continuación deberá situarse la palma izquierda sobre la base de la columna vertebral, donde se halla el primer chakra, y la otra en lo alto de la espalda, apenas por debajo de la nuca. Con este ejercicio se infunde una gran dosis de energía, por lo que se beneficia de manera más visible e inmediata a los que más bajos estaban de ella y empezaban a ser víctimas de muy diversos desórdenes o enfermedades. El primer beneficiado aquí es el sistema nervioso, a través del cual se induce la recuperación de cualquier órgano afectado.

IMPOSICIÓN N.º 24

La palma derecha deberá permanecer en lo alto de la espalda, en tanto que la izquierda asciende hasta la cintura. Así, ambas practicarán un suave movimiento rotatorio.

IMPOSICIÓN N.º 25

En seguida deberá bajar la palma derecha hasta el nivel de los omóplatos, en tanto que la otra permanece sobre la cintura y vuelven a practicar la rotación estimulante.

IMPOSICIÓN N.º 26

Inmediatamente después, la mano derecha volverá a descender hasta situarse junto a la izquierda sobre el área de la cintura, y allí permanecerán por espacio de unos instantes ejerciendo una serie de presiones, casi imperceptibles, destinadas a estimular a la vez que infundir energía.

IMPOSICIÓN N.º 27

A continuación deberá subir ambas palmas hasta lo alto de la espalda, por encima de los omóplatos, manteniendo una a cada lado a fin de beneficiar al sistema respiratorio y al aparato nervioso.

IMPOSICIÓN N.º 28

Ahora, deslizando las manos desde lo alto hasta el área de cada riñón (que deberá cubrir cada palma), se efectuarán movimientos rotatorios y leves presiones que beneficiarán a las glándulas suprarrenales.

IMPOSICIÓN N.º 29

Las manos volverán a descender ahora hasta quedar al nivel más bajo de la columna vertebral, donde repetirán la leve acción vibratoria y las presiones con las yemas de los dedos.

IMPOSICIÓN N.º 30

A continuación, las manos se desplazarán hacia los lados, al área de las caderas, donde ejercerán una presión dirigida a ambos lados hacia el interior del cuerpo. Desde aquí se desplazarán luego hasta la parte baja de los glúteos, donde la presión seguirá siendo hacia la parte central del cuerpo, como si se tratara de concentrar las terminales nerviosas en una imaginaria prolongación de la columna vertebral.

IMPOSICIÓN N.º 31

Las palmas se desplazarán ahora, por medio de suaves movimientos rotatorios, a lo largo de cada pierna, para acabar deteniéndose en los pies. Desde aquí las palmas «volarán» hasta la parte baja de los glúteos y repetirán el descenso dos veces más. Este ejercicio debe evitarse en el caso de varices, de lo cual ya nos ocupamos en otra parte de esta guía.

IMPOSICIÓN N.º 32

Acto seguido, volverá a situarse la palma derecha en lo alto de la cabeza, en tanto que la otra queda sobre el extremo inferior de la columna vertebral. En esta posición se deberá permanecer por espacio de dos minutos, a fin de activar la corriente energética del sistema nervioso central. Faltando medio minuto para que se cumpla este término, se retirará la mano de la espalda, manteniendo hasta el final sólo la situada sobre la cabeza.

La debilidad no se halla siempre donde está la enfermedad

Después del tratamiento inicial, que dispone al organismo del paciente a recibir la energía del sanador, se establece una corriente de compatibilidad entre ambos y se inicia la comunicación del flujo sanador por todo el cuerpo del consultante.

Entonces ya podrá pasarse a la fase de mayor concentración, la que demanda una mayor dedicación al área en conflicto, allí donde la enfermedad se está desarrollando o centra sus estragos.

Hay que recordar que la sanación con las manos carece de una especial importancia local, ya que la energía es suministrada como un todo indiferenciado, y sólo puede hacerse la concentración adecuada en base a la experiencia y, particularmente, según la esencia de cada chakra.

Los siete chakras principales y todos los secundarios se hallan perfectamente comunicados y su sistema distributivo se encarga de llevar la energía precisa a los puntos en crisis. Así pues, lo más importante es que esa energía faltante sea aportada en la cantidad y con la frecuencia necesaria para que el cuerpo se deshaga del mal que lo aflige, esté donde esté.

Prueba de lo anterior es que con frecuencia se evidencia que detrás de una enfermedad se halla oculto un desequilibrio que ocasiona la pérdida de una energía que debía estar siendo aprovechada por el órgano que a causa de esto aparece enfermo.

Así, por ejemplo, un aparato digestivo desequilibrado podría estar dilapidando un caudal electromagnético que normalmente debería satisfacer también las necesidades de las piernas, haciéndoles presentar diversas insuficiencias. O bien, se están padeciendo dolores de cabeza, o problemas oculares, a causa del dispendio electromagnético que está ocasionando una alteración renal que nadie percibe.

Por tanto, al administrar al consultante los aportes de energía que su cuerpo no alcanza a producir, se inducirá a la recuperación. No obstante, una particular atención al área más conflictiva permitirá obtener resultados más inmediatos, y a veces más categóricos.

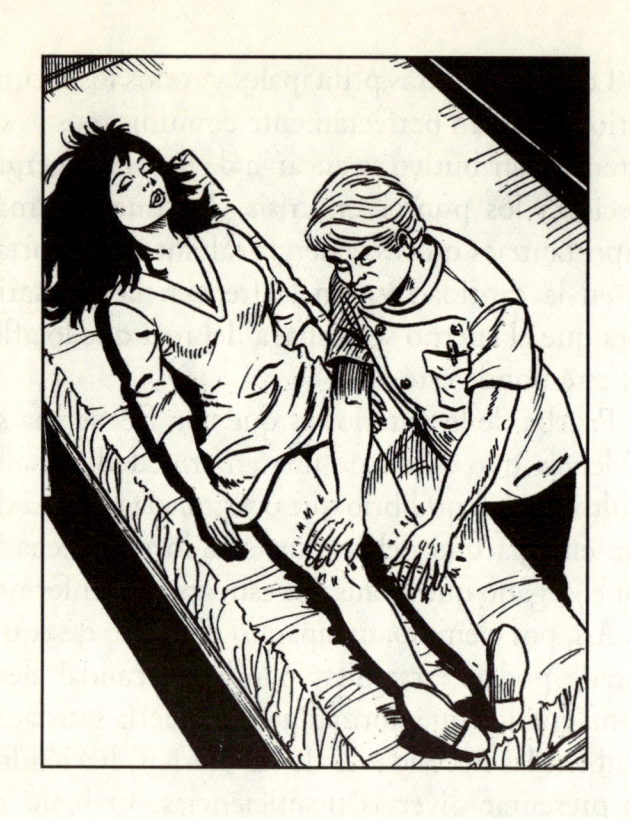

Imposición especial para varices

En cualquier caso, debe considerarse la supremacía del séptimo chakra para dirigir el fluido necesario al área en conflicto. Por tanto, en caso de duda, lo mismo que en caso de accidente, debe buscarse el restablecimiento actuando directa y concentradamente sobre la cabeza.

Atención especial para las varices

Esta afección es característica de los desbordamientos o desviaciones del caudal energético. Se trata de un desorden de carácter esencialmente lunar, lo cual explicaría que lo padezcan más y más intensamente las mujeres. Es necesario aplicar a quien las sufre un tratamiento continuado, a fin de rehabituar al cuerpo a seguir los cauces energéticos naturales. Sin embargo, la aplicación de las manos deberá hacerse con el máximo cuidado, manteniendo las palmas a unos tres centímetros por encima de las áreas varicosas, con objeto de evitarles un daño adicional.

Aplicación de las manos en caso de contusiones

Las contusiones en general deberán ser atendidas a partir de la cabeza, aplicando finalmente la palma derecha sobre la coronilla, en tanto que la izquierda se posa sobre las áreas directamente afectadas.

Acto seguido, sin mover la mano derecha de la cabeza, se llevará la mano izquierda al área del cuarto chakra, a fin de atender las necesidades del corazón, que suele resultar particularmente sobresaltado e incluso afectado al sobrevenir un accidente.

La aplicación de las manos contra el dolor de cabeza

Los dolores de cabeza son uno de los males que más rápido remiten ante el efecto de las manos. No obstante, tienden a volver cuando el tratamiento no es lo bastante continuado. Debe entenderse que tiene que proseguirse durante cierto tiempo después de que los dolores hayan desaparecido. Aplíquense sobre las sienes, durante tres minutos, como se ha descrito, y conclúyase con otros tres teniendo la derecha sobre la frente y la izquierda en la nuca.

5

LAS MANOS DE LOS CIRUJANOS PSÍQUICOS

Se considera, en algunos medios, que las operaciones quirúrgicas realizadas exclusivamente con las manos son el súmmum de la sanación por imposición manual. Y quizá no sea una exageración en cierto sentido, aunque equivale a decir que un cirujano, por el sólo hecho de serlo, tiene alguna superioridad sobre un internista pongamos por caso.

La pretendida superioridad es sólo de índole espectacular. También hay que decir que en estas operaciones intervienen otras facultades, como la de la telequinesis, que permite al sanador valerse incluso de manos ajenas, como en el caso en que utiliza el dedo de un asistente a modo de bisturí, de manera que con su yema logra una incisión tan limpia y profunda como podría esperarse de un fino instrumento especializado.

Lo anterior explica sobradamente que se haya internacionalizado el término «cirugía psíquica».

Sus practicantes más famosos han surgido sobretodo de las zonas más miserables de Brasil y Filipinas.

Manos que no se posan, sino que penetran

Las manos de sus practicantes no se posan sobre la piel del enfermo, sino que la penetran.

Las sacan luego, ante el asombro de los presentes, rojas en sangre y llevando entre los dedos jirones de carne enferma, sin que su paciente haga siquiera un gesto de dolor.

No sólo maravilla el acto de abrir la piel, sino también y sobre todo el acto de cerrarla, que no parece obedecer a la voluntad del sanador, sino a su propia naturaleza, ya que el operador debe mantener separados los bordes de la herida con los dedos de la mano izquierda, mientras con su derecha trabaja en el interior del cuerpo. Así, tan pronto como la mano derecha sale y la izquierda libera los bordes de la incisión, la piel vuelve a cerrarse instantáneamente, sin haberse registrado hemorragias. En muchos casos suele quedar una cicatriz que posteriormente es tratada con la aplicación de una llama, primero, y frotaciones de alcohol después.

¿Introducir las manos o dejarlas sobre la piel?

La necesidad de abrir la carne del enfermo, y arrancarle los tejidos afectados, está lejos de ser considerada por todos como insuperable. Por una parte, los sanadores más conocidos en Occidente, como Serge Alalouf, coinciden en que basta un tratamiento intensivo a base de la energía emitida por las manos para que la enfermedad remita, llegando a tener considerable éxito hasta con manifestaciones de cáncer en estado poco avanzado.

Sin embargo, por otra parte, los cirujanos manuales, particularmente los filipinos —ya que los brasileños han preferido siempre actuar con la máxima reserva— insisten en que su método es el más indicado en casos de lipomas, quistes e incluso cánceres a los que prefieren arrancar directamente las raíces «con sus propias manos» a fin de que los tumores acaben muriendo de inanición.

No obstante, todos estos sanadores recurren a tratamientos más o menos prolongados de pases magnéticos, en sesiones más o menos numerosas y prolongadas, apegándose a los principios ya milenarios de la imposición de las palmas.

EPÍLOGO

No podría concluirse esta guía con palabras más reveladoras que las escritas por Serge Alalouf:

«Todo vibra y todo irradia, se va admitiendo hoy, desde las células de los cuerpos vivientes hasta las moléculas y átomos de los cuerpos inertes. Estoy persuadido de que hay que enfocar las investigaciones en esta dirección. Así como existen radiaciones ultravioleta, infrarrojas, hertzianas y cósmicas, que sólo manifiestan su existencia a través de los instrumentos apropiados, cabe suponer la existencia de otras radiaciones, de otras ondas que la ciencia descubrirá y estudiará en un futuro no muy lejano.»

GLOSARIO

AGENTE: Llámese así a la persona que actúa durante la realización de un cometido, como el de la sanación, en el que es agente precisamente el sanador.

ALTERACIÓN PATOLÓGICA: Desorden de tipo fisiológico que se manifiesta en el desequilibrio más o menos grave de la salud.

ALTEROSCOPIA: Facultad de la que se valen numerosos sanadores de todo el mundo para asomarse al interior del organismo de sus consultantes y establecer así un diagnóstico.

ALUCINACIÓN: Falsa impresión de los sentidos. Se cree que algunos sanadores falsarios se valen de ciertas formas de alucinación para simular enfermedades en personas que después serán sanadas por ellos en actos muy publicitados.

ANALGESIA: Condición del cuerpo por la cual no envía, desde ninguno de sus puntos, las señales que el cerebro traduce en dolor. Los sanadores la producen con mucha frecuencia, pero también puede presentarse espontáneamente, como consecuencia de algún trastorno orgánico, lo que implicaría un serio peligro, ya que el dolor es la señal indicadora de que algo está mal en el organismo y debe ser atendido.

ANIMISMO: Doctrina que considera al alma como punto de partida de los fenómenos relativos al cuerpo físico y a la vida en general. En relación a las curaciones efectuadas con el fluido magnético de Mesmer, se llamó animistas a los que sostenían que sus éxitos eran debidos a la fe de los enfermos.

AUTOSCOPIA: Facultad que permitiría a una persona contemplar el interior de su cuerpo y analizar la condición de sus órganos. Erróneamente se aplica para referirse a la capacidad de que se sirven algunos sanadores y que consiste en lograr una visión del organismo de sus consultantes, por la cual detectan su verdadera condición y establecen la mejor forma de restaurarles la salud. Véase alteroscopia.

BIOLUMINISCENCIA: Manifestación energética del bioplasma, apta para ser registrada por medios fotográficos.

BIOPLASMA: Término que designa al plasma biológico que se manifiesta como irradiación en torno al cuerpo, más conocida como aura.

BLANCE, JUAN: Célebre sanador filipino, particularmente reconocido por sus exitosas operaciones manuales, por las que ha liberado a sus consultantes de quistes, lipomas y cánceres, sin empleo de anestésicos, ni drogas, ni acupuntura, ni medios hipnóticos, y sin más instrumental que el de sus manos.

CRIPTESTESIA: Facultad de la mente que también ha sido muy asociada al concepto de sexto sentido. Richet la definió como una forma de clarividencia, capaz de penetrar cosas y cuerpos para revelar sus condiciones internas.

CUERPO ASTRAL: Constituido por el aura, su condición es triple al depender de las realidades del cuerpo físico tanto como de las del espíritu.

CHAKRA: Término hindú que proviene del sánscrito cuyo significado es rueda y que alude a siete puntos específicos del cuerpo etéreo que actúan como vértices de energía.

DIAGNOSIS: Conocimiento de los signos que caracterizan a las enfermedades.

DIAGNÓSTICO: Interpretación de los signos que presenta una condición fisiológica, a fin de identificar el tipo de desorden que lo desequilibra.

DOBLE: Cuerpo etérico o astral que determina las características más representativas del cuerpo físico. Numerosas leyendas describen la aparición fantasmal de su propia imagen a los que están a punto de morir. Para los sanadores significa un cuerpo intangible sobre el que pueden operar e influir en el real de sus pacientes.

ESCRITURA AUTOMÁTICA: Es la que realizan los médiums sumidos en trance, según dictado de entidades espirituales. Por este medio numerosos sanadores logran el auxilio y la colaboración de espíritus conocedores del arte y ciencia de sanar.

ESPIRITISMO: En el medio de la sanación áurica la invocación y participación de los sentidos ha ocupado siempre un sitio muy destacado. Numerosos sanadores han declarado que nada habrían conseguido jamás de no haberse hallado siempre guiados por una entidad espiritual que tomaba parte activa en el logro de sus curaciones.

HIPNOSIS: Modalidad de sueño y método de acceso a él, capaz de llevar a la mente a realizaciones que estarían fuera de su alcance en estado de vigilia, tales como ignorar o anular los estímulos dolorosos sin ayuda de anestésico alguno. Sin embargo, conlleva facultades, como la de hacerle ignorar por completo la enfermedad, con el grave peligro de que ésta siga desarrollándose sin que el enfermo se crea en la necesidad de buscar ayuda médica. Con frecuencia se acusa a los sanadores de operar a base de hipnosis. Y en ocasiones se comprueba que la han inducido en sus consultantes en mayor o menor grado, sin haberse dado cuenta.

ILUSIÓN: En el aspecto de la sanación por la imposición de las manos, se trata de la sospecha que más frecuentemente empaña los éxitos de los sanadores. Suele acusárseles de ilusionistas y, hay que admitirlo, no siempre sin razón, como en el caso del filipino Tony Agpaoa, de fama mundial, que perdió sus muy auténticas facultades, a causa de su creciente materialismo, y acabó recurriendo a trucos de ilusionismo.

IMPOSICIÓN MANUAL: Expresión aplicada al sistema de actuar en beneficio de la salud valiéndose de la transmisión del fluido electromagnético que emiten las palmas de las manos y las yemas de los dedos.

LEVITACIÓN: Acto y efecto de envolverse el cuerpo en un tipo de energía que le libera de los efectos de la gravedad, por lo cual se eleva algunos centímetros, o a veces metros, mientras el sujeto se halla en trance místico, irradiando con particular intensidad un aura dominada por tonos violeta, dorado y blanco.

LIMPIAR: Término de los tiempos bíblicos que indicaba curar de la lepra. Hoy, en términos de hechicería, se emplea para designar el acto de liberar al aura de adherencias impuras que afectan a la salud y a la suerte.

MAGNETISMO ANIMAL: Emanación áurica del cuerpo bioplásmico, que puede ser dirigida y dar lugar a diversos fenómenos de fuerza y que, como demostró Mesmer, obedece a muchos de los principios del electromagnetismo, hasta el punto que logró numerosas curaciones mediante la aplicación de imanes. Posteriormente descubrió que una energía más afín y efectiva era la que brotaba de las manos.

MESMER: (Franz o Friedrich Anton, 1734-1815). Médico alemán descubridor de la energía electromagnética emitida por los seres vivos, señalada en su célebre teoría como magnetismo animal y conocida como mesmerismo.

PASE: Se denomina así al acto de pasar la mano por encima de alguna parte del cuerpo de una persona, sin tocarla, con el propósito de comunicarle energía, o de atraer la suya, o bien de hipnotizarla.

RADIESTESIA: Facultad por la cual se aprovechan las variaciones del aura terrestre para localizar agua. Requiere una sensibilidad especial, como todas las formas de aprovechamiento conciente de la energía áurica.

SANACIÓN: Acción y efecto de sanar. Dícese particularmente de la actividad de quienes curan apartados de los conceptos médicos ortodoxos.

SANADOR: Dícese del que actúa para devolver la salud a los enfermos al margen de la medicina tradicional.

SEPTENIO: Término de siete años, lapso que marca una etapa en la vida humana. Según antiguas tradiciones herméticas, la vida del hombre progresa en septenios a partir de su nacimiento.

SINESTESIA: Asociación de sensibilidades por la cual un sanador llega a experimentar los síntomas del enfermo.

SUBCONSCIENTE: Estado o nivel inferior de la conciencia psicológica, que almacena, interpreta cuanto ésta rechaza o no percibe por alguna razón activa. En el subconsciente se hallan con frecuencia las razones que dan paso a muchas enfermedades que los afectados imaginan por completo ajenas a su condición mental.

SUBLIMINAL: Que no alcanza a registrar su realidad en la conciencia debido a su etereidad o sutileza. Los espiritistas llaman YO subliminal a la sustancia material del cuerpo, con la que conectan algunos sanadores únicamente desde la perspectiva espiritual.

SUJETO: Se designa así a quien manifiesta en sí el resultado de un experimento o de una sanación.

SUPRALIMINAL: Estímulo que los sentidos registran más allá del ámbito de la conciencia.

TELERGIA: Sinónimo de telequinesis. Designa la acción del sanador sobre el sujeto, efectuada sin el concurso de medios materiales, sino por la sola aplicación de su potencia áurica.

TELESTESIA: Efecto de transmitir o captar sensaciones a distancia o, más propiamente expresado, de una persona a otra. Esta facultad es propia de numerosos sanadores.

TRANCE: Condición comparable a la del estado hipnótico, durante el cual una persona actúa como mediadora entre entidades espirituales o potencias paranormales, y personas con intereses o propósitos temporales.

UBICUIDAD: Don de estar en dos o más lugares a la vez. Se aplica, por extensión, a los sanadores que son capaces de actuar a distancia para devolver la salud a alguien, valiéndose de medios tales como el de impregnar una prenda con su particular fluido áurico.

VOLT: Antiguo término centroeuropeo que designaba a los muñecos de cera, trapo u otros materiales que incluían alguna sustancia o prenda de una persona, con objeto de emplear el vestigio de su aura adherido a ellos en la práctica de la brujería, a fin de causarle múltiples enfermedades y trastornos, incluyendo la muerte.

ÍNDICE

Introducción 7

1. LA CURACIÓN ESPIRITUAL

Quien por las manos da,
por el corazón se enriquece 11

Por sus obras los conocerás 12

En las manos de Jesús
estaba su mayor poder sanador 13

El manto sagrado estaba impregnado
del poder de aquellas manos 16

Otra curación a larga distancia 17

La irradiación de las manos
proviene del Sol 18

2. EL AURA Y LOS CHAKRAS

El aura, depósito universal
de energía para la vida 21

Principio general
de la curación con las manos 22

Entre lo milagroso, lo mágico y lo natural 23

Canales de energía cósmica en el cuerpo 26

El cuerpo es un arca de misterios 27

Remedio contra los misteriosos
malestares del embarazo 28

Más de cinco sentidos muestran
la ignorancia sobre el cuerpo 29

Así llegó la fuerza cósmica
a las manos del hombre 30

Sentidos para lo material
y lo inmaterial 31

Sentidos que se ocultan
detrás de otros sentidos 32

Sentidos para percibir
la realidad de dos dimensiones 32

La palestesia pudiera ser el «sexto sentido» 33

Sentidos puente entre las dimensiones
mortal e intemporal 34

Los sentidos son emisores-receptores
de energía trascendental 34

Para ver sin emplear los ojos,
la estereognosia 35

El sentido de la distancia corporal 36

El oscilante sentido del equilibrio 36

El desconcertante sentido de la orientación 37

Batiestesia, sentido
de la percepción profunda 37

El sentido que detecta que
alguien nos observa o espía 38

El sentido que capta
la energía del «propio fantasma» 39

Se calculan pesos
con el sentido de la barestesia 40

Sentidos guiados y desplazados
por una energía sin sentido 40

3. LA SANACIÓN

Manos que curaron más
que las aguas de Lourdes 46

Sólo mueren
los que se indisponen con la vida 48

Descubrimiento de la naturaleza magnética
de los seres vivos 49

Fuerza de las estrellas
asimilada por las piedras 50

Mesmer encuentra la necesidad
de aliviar con pases manuales 52

¿Fluido magnético o sugestión? 53

El hospital invisible 54

Los poderes más extraordinarios
se han visto en las manos 57

Métodos de diagnóstico con flores,
hoja blanca y sábana 58

El método bibliográfico de los sanadores 61

4. CÓMO IMPONER LAS MANOS

Así se practica la sanación
por imposición de las manos 67

Cómo ha de ser el local
de atención a los consultantes 68

Cómo iniciar la sesión 69

La sesión ha de seguir un ritmo
y partir de una rutina 70

Las 32 imposiciones esenciales 71

Las limitaciones afectivas
generan diversos problemas 73

La debilidad no se halla siempre
donde está la enfermedad 90

Atención especial para las varices 93

Aplicación de las manos
en caso de contusiones 93

La aplicación de las manos
contra el dolor de cabeza 94

5. LAS MANOS DE LOS CIRUJANOS PSÍQUICOS

Manos que no se posan, sino que penetran 98

¿Introducir las manos o dejarlas sobre la piel? 99

Epílogo 101
Glosario 103

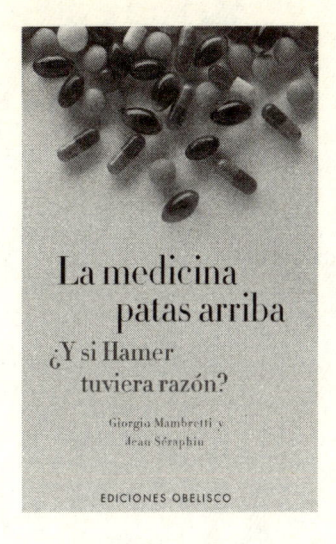

LA MEDICINA PATAS ARRIBA
Giorgio Mambretti y Jean Séraphin

«La enfermedad es la respuesta apropiada del cerebro a un trauma externo y forma parte de un programa de supervivencia de la especie.»

«El cáncer tiene un sentido: es un programa inteligente de la naturaleza que busca la curación.»

«Un enfermo no es un conjunto de células escindidas de la realidad.»

Éstos son algunos de los descubrimientos de la llamada Nueva Medicina del Dr. Hamer. Aclamado por enfermos, execrado por los médicos, el Dr. Hamer colecciona diplomas universitarios en algunos países y procesos judiciales en otros.

Oncólogo e investigador, cuyos éxitos en casos incurables de patologías degenerativas hacen tambalear el edificio médico oficial, ha sufrido prisión por defender sus teorías en contra de la opinión de otros médicos.

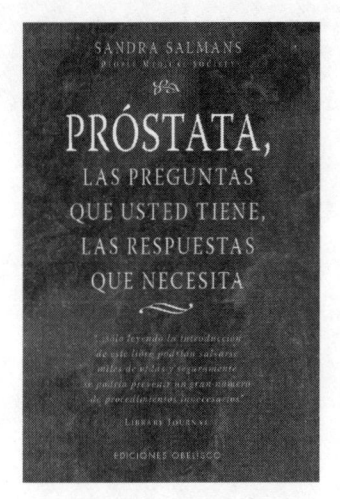

**PRÓSTATA
LAS PREGUNTAS
QUE USTED TIENE,
LAS RESPUESTAS QUE NECESITA**

Sandra Salmans

Casi todos los hombres de más de 45 años padecen algún sintoma relacionado con la próstata, pero ¿es ésta importante? En este libro hallará las respuestas sobre los problemas de próstata y su tratamiento.

¿Qué debe hacer un hombre para mantener la salud de su próstata? ¿Qué medicaciones y técnicas quirúrgicas han demostrado su efectividad? ¿Es benigna la hiperplasia prostática? ¿Es el BHP (agrandamiento de la próstata) una parte inevitable del proceso de envejecimiento de los hombres? El tratamiento para la próstata enferma ¿produce necesariamente impotencia? ¿Qué debe preguntar un paciente a su médico cuando se recomienda o sugiere la cirugía?

Aquí se contestan éstas y otras muchas preguntas, a través de la información directa de los principales médicos expertos en el tema.

Con una prosa fácil y asequible, este libro prescinde de la jerga médica y le enseña directamente los hechos más relevantes.

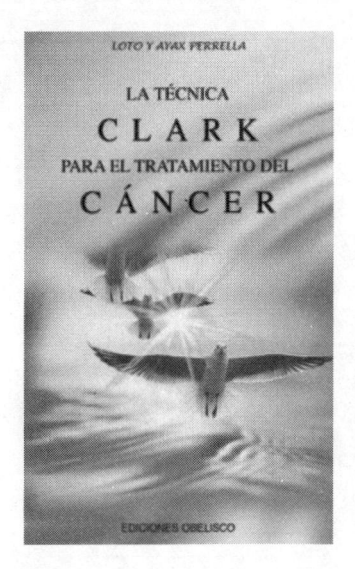

**LA TÉCNICA CLARK
PARA EL TRATAMIENTO
DEL CÁNCER**
Loto y Ayax Perrella

Hay en la actualidad un gran número de terapeutas que, en los Estados Unidos y México, tratan con éxito casos de cáncer, muchos de estos enfermos han sido desahuciados por la medicina oficial. En la primera parte de este libro, los autores nos presentan varios de estos casos. La segunda parte está dedicada a la técnica llevada a cabo por la Dra. Hulda R. Clark. El tratamiento del cáncer de la Dra. Clark es un tratamiento desarrollado sobre bases científicas, sin cirugía, sin radioterapia ni quimioterapia, con remedios naturales, que implica al paciente en su propio proceso de curación, y cuando ésta se consigue, la persona puede realmente disfrutar de una vida normal, no disminuida o condicionada por la toma indefinida de medicamentos con múltiples efectos secundarios.